MANOS QUE CURAN

MANOS QUE CURAN

JACQUES BERRY

DISTRIBUIDORA

DM

MARCELINA, 23 - 28029 - MADRID

San Andrés, 505
Tel. (93) 346 06 12
08030 - BARCELONA

Depósito Legal: B. 47.174-95
ISBN: 84-459-0366-7

Impreso en España por:
Lifusa
Mestre Joan Corrales, 82 - 84
Esplugues de Llobregat (Barcelona)

Printed in Spain

INTRODUCCION

Fue en el siglo XIX cuando la curación de ciertas enfermedades, principalmente de carácter mental, por medio de la imposición de manos, empezó a estar en auge, llegando a convertirse en una moda, más que en una necesidad, como lo atestiguan los salones en los que actuaba el célebre Mesmer, con su no menos famosa cubeta.

Sin embargo, no fueron Mesmer ni otros como él, ni tampoco el francés Charcot, gran creador de la terapia psíquica, los que descubrieron el poder curativo de las manos.

En efecto, remontándonos a tiempos muy remotos, podemos leer en la Biblia:

> *«Al bajar de la montaña, le siguieron turbas numerosas.*
>
> *Y entonces un leproso, acercándosele, se postró ante Él (Jesús), diciendo:*
>
> *«Señor, si quieres, puedes limpiarme.*
>
> *Y extendiendo su mano, le tocó, diciendo:*
>
> *«Quiero, sé limpio.» Y al punto desapareció la lepra.*
>
> (Mateo, VIII, 2-9)

En el mismo *Mateo*, se lee:

> *Y entrando Jesús en casa de Pedro, vio que la suegra de éste estaba en cama con fiebre; le tocó la mano y la fiebre la dejó, y ella, levantándose, se puso a servirles.*

Al atardecer le trajeron muchos endemoniados, y con su palabra echó los espíritus y curó a todos los que tenían males.

(Mateo, VIII, 14-18)

Por consiguiente, Jesús, como algunos profetas antes que Él, curaba por la imposición de manos, aunque, como se ha visto, también con la palabra (en estos casos se trataba, indudablemente, de histéricos y epilépticos, recurriendo para curarlos a los exorcismos). Queda, pues, patente, que la curación por las manos es un hecho conocido y realizado desde muchos siglos atrás, puesto que es sabido que los sacerdotes egipcios ya practicaban esta terapia.

Claro que aquí cabe preguntarse: ¿son las manos realmente las que poseen el poder de curar? ¿O acaso es la fe del paciente la que le cura? ¿O ambas cosas a la vez?

Sin caer en extremismos ni en demagogias, son tan innumerables los casos de curaciones realizadas mediante la simple aplicación de manos, que no es posible dudar en absoluto de su eficacia.

Mesmer, pues, y como él quienes practicaron y practican, esta ciencia que podemos llamar «manual», tenían y tienen razón: fuera de la medicina ortodoxa, existen otros remedios a los que recurrir para obtener un alivio, y en muchos casos, una completa curación de nuestros males.

Lo que confirma las palabras de Hamlet:

«Hay más cosas en el cielo y la tierra, Horacio, de las que puede soñar nuestra filosofía.»

PRIMERA PARTE

UN POCO DE HISTORIA

El poder curativo de las manos humanas, desde su resurgimiento, puesto que después de Jesús, la iglesia consideró demoníaco el empleo de las manos para curar, por lo que tal disciplina cayó en desuso, empieza a tener carta de naturaleza con más empuje cada día.

Por otra parte, es indiscutible que todos los seres humanos poseen un poder magnético en las manos, aunque generalmente, ese poder sea ignorado por la inmensa mayoría de mortales.

Algunos, a los que podemos llamar privilegiados, antes o después, acaban descubriendo esa fuerza oculta que, al principio puede ser muy débil, pero que mediante la atención puesta en la misma, con mucha fuerza de voluntad, y casi siempre con la ayuda de un maestro ocultista, puede llegar a brillar con luz propia, contribuyendo, en no pocas ocasiones, a la curación de ciertas dolencias y, en suma, al bienestar de la doliente humanidad.

Los comienzos de la segunda etapa

En 1815, tras la muerte de Mesmer, surgieron muchos seguidores del magnetismo que continuaron su labor, lo que produjo un revulsivo en el conocimiento científico del siglo XVIII.

En París habían quedado tres discípulos aventajados y hombres de confianza de Mesmer, eran los hermanos Puységur, nietos del mariscal de Francia, quienes aplicaban las mismas técnicas magnéticas que su maestro. El mayor de ellos, Armand (1751-1825), con el fin de suavizar los tratamientos magnéticos y evitar las crisis histéricas que se producían en las cubetas magnéticas, utilizó un método menos crispante y que ya había empleado antes el propio

Mesmer. Magnetizó un árbol (un olmo) y los enfermos que acudían a él y lo abrazaban, se adormecían rápidamente en lugar de exaltarse como pasaba en las cubetas. Utilizando este árbol magnético el marqués de Puységur obtuvo grandes éxitos terapéuticos.

Armand Puységur curó a un hombre de un dolor en el pecho. El paciente cayó en trance y se adormeció, pero cosa extraña, lo hizo sin dejar de moverse un solo instante (como un sonámbulo). Gracias a la reacción de este enfermo se pudo estudiar el fenómeno y el 4 de mayo de 1784 se definió este particular estado como de «sonambulismo magnético». Puységur nunca pretendió haber superado a Mesmer, y aseguraba que su maestro ya conocía el estado de sonambulismo.

En 1813, apareció en París un sacerdote portugués procedente de la colonia de Goa, en la India portuguesa. Se trataba del padre Faria, quien afirmaba haber adquirido todos sus conocimientos hipnóticos entre los yoguis de la India y poseer el grado de «brahmin» (gran maestro). Lo cierto era que el abate Faria había abandonado la India a la edad de 15 años y nunca había vuelto allí. Tan peculiar personaje empezó por negar la existencia del fluido magnético, y lo demostraba clavando la mirada en los ojos del sujeto durante las exhibiciones públicas que solía ofrecer a la alta sociedad, mientras gritaba: *¡Duérmase!*, y el paciente se dormía. Este nuevo sistema de inducción fue denominado «fascinación».

Magnetismo o Hipnosis

A partir del padre Faria empezaron a aclararse las cosas y se formaron dos escuelas de pensamiento: la de los seguidores de Mesmer, quienes creían en el fluido magnético, y la de los que negaban su existencia asegurando que todo consistía en el dominio de una conciencia sobre otra. Actualmente, todavía existen estas dos tendencias: una, que se denomina hipnosis magnética, la forman los que creen en la proyección del fluido magnético sobre el cuerpo de otra persona. La otra se basa en la producción de un estado mental especial (proceso psicofisiológico) denominado hipnosis científica.

En 1819, un odontólogo catalán apellidado Martorell y residente en París, efectuó por primera vez la extracción de una muela a través de procedimientos magnéticos y sin causar en el paciente dolor alguno. Ello interesó en gran medida a la cirugía médica y la noticia, que se extendió por el ámbito científico europeo con gran rapidez, fue bien recibida por los profesionales de este campo.

El magnetismo (o mesmerismo, como era conocido en la época) fue introducido en Inglaterra en 1820 por un investigador aficionado llamado John Elliotson. Este magnetizaba una moneda de níquel que con posterioridad colocaba sobre la frente o en la palma de la mano de los sujetos que iban a ser magnetizados. El solo contacto con los efluvios que supuestamente desprendía la moneda los magnetizaba y dormía.

Elliotson, que era redactor de una publicación científica, continuó experimentando con la moneda de níquel hasta sustituirla por un simple pedazo de plomo, y sorprendentemente para todos, los pacientes también se dormían al contacto con el plomo. Esto no gustó a los influyentes personajes de la época por tratarse de un vil metal, y no comprendían cómo era posible que el fluido magnético estuviera en metales de tan baja «categoría», por lo que decidieron acusar a Elliotson de fraude.

En Francia, en 1821, el Dr. Recamier efectuó la primera intervención quirúrgica mediante anestesia magnética con un resultado excepcional. En vista del prodigio, los cirujanos se dedicaron a estudiar el fenómeno anestésico magnético. Empezaron a aplicarlo, con cautela, mezclado con otras formas de anestesia, por temor y falta de práctica con la técnica.

Hasta el año 1845 no se produjo el gran paso. Ese año, el cirujano escocés James Esdaile (1808-1859), que trabajaba en la ciudad de Calcuta, en la India, operó de hidrocele a un presidiario valiéndose únicamente de la anestesia magnética. Esta intervención quirúrgica fue un éxito rotundo y estuvo seguida de una serie de resultados extraordinarios con pacientes anestesiados magnéticamente. Todo ello derivó en la construcción de un gran hospital en el que se utilizaban exclusivamente los métodos mesméricos del magnetismo.

En el Hospital Magnético de Calcuta se realizaron 2.000 intervenciones quirúrgicas, de ellas 300 de cirugía mayor y 19 de amputaciones de miembros, utilizando siempre la anestesia magnética.

Magnetismo práctico

Mientras tanto, en Europa, el magnetismo empezaba a mostrarse en espectáculos públicos, y uno de sus principales protagonistas era el magnetizador suizo Lafontaine, que lo utilizaba como forma de manifestación de las fuerzas ocultas del hombre.

Así fue como en 1841, en Inglaterra, Lafontaine magnetizó a un león del Zoo de Londres ante el asombro de todo el mundo. Más tarde anunció tres demostraciones de magnetismo en la ciudad de Manchester. En la primera de ellas se encontraba el hombre que iba a transformar el magnetismo de entonces por el hipnotismo actual.

Dicho personaje era el Dr. James Braid, cirujano escocés. Asistió sólo para cerciorarse de que todo era una superchería y un fraude. Al acabar la demostración el propio Braid despreció a Lafontaine tachándole de estúpido y charlatán.

Pese a ello, el misterio atrajo a Braid y acudió a la segunda demostración, seis días más tarde en la misma ciudad. En esa ocasión le llamó la atención el comportamiento insólito de un hombre magnetizado al que le era imposible abrir los ojos. Este hecho hizo que se interesase por el tema. Braid también asistió a la tercera exhibición de Lafontaine y asombrado ante los prodigios vistos quedó plenamente convencido de la existencia del fenómeno magnético, al que intentó buscar una explicación psicológica.

Braid no creía en la existencia de un fluido magnético y no obstante veía que seguían produciéndose los misteriosos fenómenos. Poco tiempo después llegó a la conclusión de que quizá tuviesen causas físicas, como por ejemplo, el cansancio de la vista, y en esa dirección empezó sus experimentos.

Le dijo a su ayudante que mirase fijamente el cuello de una botella. Al cabo de un rato, el ayudante entró en estado hipnótico, aunque sólo superficialmente. Luego probó con su criado y después

con su mujer. El primer experimento con su criado lo consiguió en 3 minutos; el segundo, con su mujer mirando la tapa de una azucarera, en 2,30 minutos. Estas experiencias permitieron a Braid formular su teoría: «La fijación sostenida de la mirada paraliza los centros nerviosos de los ojos y sus dependencias, destruyéndose así el equilibrio del sistema nervioso y produciéndose consecuentemente el fenómeno onírico».

Nace el Hipnotismo

Aunque la teoría de Braid era muy discutible, demostró que para conseguir tales estados magnéticos no era necesario ni la acción del misterioso fluido magnético ni la intervención del operador magnetizador. Dos ahos más tarde, Braid bautizó este particular estado onírico con el nombre de hipnotismo, que calificó como «sueño nervioso». De esta forma el hipnotismo dejaba de estar asociado al magnetismo y al oscurantismo, pese a la incesante hostilidad del mundo médico en particular y científico en general.

Hipnotismo e Histeria

A partir del descubrimiento de la hipnosis, Charcot empezó a aplicarla con las pacientes histéricas en el Hospital de la Salpetrière. No todos los experimentos que se efectuaron allí fueron demostrativos de la verdad, ya que las histéricas, ansiosas de dar satisfacciones a sus terapeutas, no les defraudaban nunca, cometiendo engaños en forma de interpretación fingida.

El gran mérito de Charcot fue la elaboración del informe científico sobre la hipnosis que dirigió a la Academia de Medicina de París en 1882. En dicho informe dividió la hipnosis en tres estados básicos: letárgico, cataléptico y sonambúlico. Éste fue un momento muy importante en la historia de la hipnosis, ya que al fin era aceptada por la medicina oficial.

Fue aceptada, sí, pero gracias a unas teorías completamente equivocadas, ya que Charcot definió el fenómeno hipnótico con las siguientes palabras: *El estado hipnótico y la histeria son la misma cosa, un estado patológico.* Grave error de Charcot que se acentuó aún más tras su muerte y constatar la triste realidad del trabajo efectuado en el Hospital de la Salpetrière.

Histerismo o Sugestión

Mientras en la escuela de Nancy se practicaba el «pequeño hipnotismo», en la Salpetrière se estudiaba la pérdida de conciencia o «gran hipnotismo». Pese a esta gran diferencia la victoria final fue para Nancy. Al morir Charcot se descubrió que en la Salpetrière ni siquiera se empleaba la hipnosis; se limitaban a «amaestrar» a varios grupos de histéricas.

Por el contrario, en Nancy se curaba todo mediante el hipnotismo. El director de la Salpetrière, el Dr. Babinski (18571932), neurólogo francés, no tardó en rectificar el error y se unió a los partidarios de la sugestión en Nancy.

Al desaparecer los maestros de Nancy (Liébeault y Bernheim) y el de la Salpetrière (Charcot) se disipó también todo el interés por la hipnosis, que se hundió entre la aparición de nuevos sistemas revolucionarios y los destructivos comentarios de los científicos más representativos del momento.

El hipnotismo captó la imaginación de los novelistas, guionistas, dibujantes, cineastas, caricaturistas, periodistas, etc., quienes empezaron a fabular en torno al fenómeno, creando personajes con poderes hipnóticos sobrenaturales que iban por el mundo sojuzgando a todo ser viviente. Estas disparatadas invenciones quedaron profundamente grabadas en el inconsciente colectivo y aceptadas con asombrosa credulidad, difundiéndose el temor hacia la hipnosis por su supuesta peligrosidad, ya que los hipnotizados perdían su voluntad y se les obligaba a cometer actos inmorales. Por supuesto, todo era falso, ridículo y absurdo.

La hipnosis se encontraba sumida en el caos más total cuando apareció un hombre que pudo haberla levantado, el Dr. Sigmund Freud (1856-1939), psiquiatra austríaco considerado el descubridor del inconsciente. Freud estudió hipnosis con Bernheim y Charcot. Más tarde trabajó con Liébeault, al que calificó como «(el gran

maestro del hipnotismo)». Al principio, incluso utilizó la hipnosis como terapia para curar las neurosis, pero no era un hombre muy diestro y como él mismo escribió en su autobiografía: *Era un mal hipnotizador*.

Resurge el hipnotismo

Al inicio del siglo XX, la hipnosis estaba absolutamente olvidada de la ciencia y relegada a espectáculos mágicos. De forma inesperada se produjeron dos grandes acontecimientos mundiales que ayudaron a su reactivación: el estallido de las dos guerras mundiales. A raíz de ambas conflagraciones hizo falta acudir a todas las formas de terapia psicológica conocidas para tratar a millones de personas traumatizadas. El prestigio de la hipnosis se restableció rápidamente.

A partir de entonces, fueron naciendo en todo el mundo escuelas, centros de terapia, publicaciones especializadas, etc., dedicados a la investigación y desarrollo del hipnotismo. A partir de los años cuarenta, la hipnosis triunfó en sus diversas aplicaciones en el campo de la vida: deporte, enseñanza, medicina, negocios, psicología, parapsicología, etc.

CURACION CON SUGESTION E HIPNOSIS

La hipnosis es hija de la terapéutica; los primeros magnetizadores curaban todas las enfermedades; se han practicado intervenciones quirúrgicas bajo hipnosis; ello indica la profundidad de este sueño parcial, la potencia sugestiva del condicionamiento que lo ha provocado y también la debilidad cerebral de los operados. ¿Qué queda hoy y qué debe pensarse de las terapéuticas sugestivas en relación con las demás terapéuticas? Este es el problema que, examinando sucesivamente la práctica habitual y la vida cotidiana, consideraremos a continuación.

Hipnosis terapéutica

Lo que caracteriza los trastornos histéricos es el ser curables por simple sugestión, por lo que, puesto que en los histéricos en general la sugestión va acompañada de hipnosis, la sugestión bajo hipnosis sera una terapéutica *específica* de la histeria. Lo mismo que se pueden sugerir al sujeto todas las enfermedades, del mismo modo puede, asimismo, sugerírsele la curación. Son los histéricos que se curaban con los pases de los primeros magnetizadores, los histéricos que ofrecían espectaculares curaciones en tiempo de Charcot, aquellos que forjan el éxito de todos los curanderos. ¿Puede deducirse de ello que la sugestión hipnótica sea el tratamiento electivo de la histeria? De ningún modo, pues entraña peligros que señalaron ya, en 1889, P. Richer y Gilles de La Tourette en los términos que hemos citado: «Hoy en día que el hipnotismo lo ha invadido todo, que las representaciones de los magnetizadores llenan los auditorios, nos ha parecido interesante señalar que al lado de los beneficios existen peligros. El hipnotismo es, en alto grado, un agente perturbador del sistema nervioso; por esta razón, no debe ser manejado más que por médicos especializados y siempre con la más extremada cautela. Puesto en acción en forma desconsiderada, es el mejor exteriorizador de todos los accidentes histéricos, incluidos los más graves. Evidentemente, no lo creemos capaz de crear la histeria de golpe en un individuo que hasta aquel momento ha sido inmune a la misma», pero es un factor de puesta en marcha y agravación. La práctica del hipnotismo reúne a los anormales que, «incitados por una necesidad o una curiosidad malsana, buscan en él, más que la curación de males inexistentes, unas emociones que con sus riesgos y peligros exige su constitución patológica». Ya los acusadores de Mesmer habían escrito: «Estas enfermedades nerviosas, cuando son auténticas, causan la desesperación del médico; no es misión del arte el producirlas».

La desaparición de la gran histeria, con el desinterés que desde el advenimiento del pitiatismo ha caracterizado a dicha neurosis, ha demostrado perfectamente que la práctica de la hipnosis es contraindicada. Enfermedad subconsciente, la histeria no exime de la sugestión en estado de vigilia. Clásicamente se le aplica el *torpedeamiento,* conmoción producida por el paso de corrientes eléctricas muy dolorosas. Baruk ha propuesto que se le sustituya por la asociación escopolamina-cloralosa, que considera como la medicación específica de la histeria, sin que pueda haber sugestión. Bajo la influencia de esos medicamentos se obtienen resultados espectaculares: tal sujeto paralizado y en cama desde muchos años, puede andar perfectamente. En efecto, es suficiente con eliminar la inhibición cerebral.

Actualmente, el sitio en donde florece la histeria es un lugar discreto, no apto para alborotadoras manifestaciones públicas: es el despacho del psicoanalista. En vez de aspirar a suprimir la histeria mediante sugestión, se busca el poner de manifiesto el desorden psíquico, la comprensión del rechazo que la ha hecho brotar. Es la toma de conciencia que entraña la curación. Se va directamente a la causa del mal. Libres asociaciones, análisis de los sueños, sueño vigilante, análisis de interpretación de las manchas de tinta (test de Rohrschach), psicodrama, etc., concurren para esclarecer el subconsciente. Pero, ya lo hemos dicho, las condiciones del psicoanálisis, la necesidad de interpretar los recuerdos y de indicar directrices, muy a menudo transforma al psicoanalista en director de conciencia cuyo poder de persuasión es debido más al sentimiento, la confianza y la sugestión que a la razón.

El narcoanálisis es, ante todo, también un método psicológico de desopresión, sirviendo sólo la anestesia para la producción de recuerdos e inhibir la resistencia del sujeto. La utilización de todas las técnicas precedentes es, según Delay, el método de elección para la curación de los transtornos de origen histérico.

Veamos, como ejemplo, una joven presa de insuperable inapetencia para alimentarse, acompañada de trastornos endocrinos, que dice ser muy feliz, mimada por sus familiares, lamentando que su enfermedad le impida casarse. Bajo narcosis se revela profundamente distinta, es una criatura mártir, incomprendida, que no quiere casarse, deseando permanecer pequeña y protegida. La enfermedad le permite permanecer en este estado infantil al atraer la simpatía. Entonces puede convencérsela que la enfermedad es debido a esto y curarla. Un hombre presenta una contracción lumbar dolorosa con escoliosis, que se remonta a un accidente de guerra sufrido hace nueve años, en el curso del cual había perdido transitoriamente la memoria; reviviendo bajo narcosis toda la escena que estaba en su subconsciente, pone de manifiesto una caída de espaldas; despertado, ha recordado el hecho y vencido el dolor.

Estos son ejemplos de lo que puede dar de sí el narcoanálisis, por supuesto en lo que se viene a llamar *medicina psicosomática,* que aspira a la curación de los trastornos orgánicos de origen psíquico. Su práctica es corriente, muy útil en niños anormales que no responden fuera de este estado de narcosis. Se descubren sus complejos y pueden curarse.

A menudo, la sola toma de conciencia bajo narcosis es suficiente. En otras ocasiones el camino es más arduo y, asimismo, es necesario convencer al enfermo; como en el psicoanálisis, la sugestión puede intervenir. También este método requiere el especialista. Baruk insiste en estos daños eventuales, en la posibilidad de desarrollar la sugestión y favorecer psicosis secundarias. Hay que desconfiar, actuando demasiado sobre el subconsciente, de la posibilidad de debilitar y disasociar la personalidad. «Los estudios analíticos sobre el subconsciente, por interesantes que sean, no deben perder de vista la importancia de la síntesis de la personalidad. No sólo es necesario no debilitar esta síntesis, sino que debe sostenerse, reforzarse y estudiar también las relaciones consciente-subconsciente, a fin de que el primero vea más claramente en él.»

No deberá creerse que los métodos modernos, que facilitan la tarea, eliminan el contacto personal entre médico y enfermo a base de confianza, que es un importante factor de curación a condición de que el médico sepa emplear todos los procedimientos de *psicoterapia* que aspiran no a provocar la sugestión sino a convencer. En todo este terreno de la influencia de lo psíquico sobre lo físico, del cual la histeria sólo es un estado límite, pero que se manifiesta espontáneamente, por ejemplo, en las emociones, la sugestión y autosugestión son extremadamente poderosas. Precisamente, dejando aparte las graves enfermedades, la mayoría de los pequeños desórdenes orgánicos son debidos a trastornos funcionales, muy a menudo de origen nervioso; así sucede en los desequilihrios del simpático. A menudo persisten inalterables, resistentes a cualquier terapéutica, para desaparecer un día ante una causa mínima. Es en estos casos donde se demuestra la bondad de las terapéuticas empíricas. Es suficiente con la confianza y la sugestión para obtener resultados. ¿No es suficiente la sugestión para curar las verrugas? Habría toda una fisiología de los milagros a discutir.

SUGESTION Y AUTOSUGESTION

Ya que nuestro subconsciente, sea debido a sí mismo, sea bajo influencia ajena, puede ser fuente de impulsos que nos imponen una conducta, cabe preguntar si no sería posible utilizar voluntariamente este procedimiento, causa de patología, con una finalidad de progreso orgánico. El histérico se autosugestiona subconscientemente que está enfermo. Nos sugestionamos de que no padecemos nada cuando estamos en la mesa de reconocimiento. Es posible provocar autosugestiones afortunadas: confianza, optimismo, certeza de curación. La autosugestión no es consecuencia directa de la voluntad: esencialmente, es cuestión de imaginación y de fe. Para liberarnos de las ideas obsesivas, es preciso distraernos y orientarnos hacia otra cosa. «Creer que se ha llegado, es el éxito de la sugestión.» La autosugestión es una cuestión de arte psicológico, más que de energía física o moral. Coué ha observado que es necesario reemplazar la sugestión del mal por la del bien o la de lo verdadero, y una buena imaginación. Sugestionarse de tranquilidad exige relajarse.

Sugestionar una persona es crear en ella un reflejo condicionado, origen de tal activación cerebral, que la conciencia es incapaz de imponerse a ella. Existe una relación entre los sujetos sugestionables y los perros dóciles propicios a los experimentos de doma por reflejo condicionado, y entre los sujetos rebeldes a toda influencia y los perros que poseen un marcado instinto de libertad. La experiencia ha demostrado a Pavlov que también era posible lograrlo en estos últimos y, por consiguiente, volverlos sugestionables; por el contrario, inversamente es mucho más difícil.

La conducta libre es frágil. Exige la presencia, en el centro de múltiples y distintos excitantes que pongan en movimiento, en ejercicio, todas las funciones psíquicas superiores. Por otra parte, esta conducta supone un trabajo continuado de análisis y de síntesis de los signos o síntomas de este centro.

En vez de proporcionar consignas sobre el camino a seguir en un sujeto hipnotizado o confiado, en el niño se podrá pues, ensayar una educación mediante reflejos condicionados: «la elaboración de los reflejos condicionados retardados tiene mucho en común con todos los métodos pedagógicos que, teniendo por finalidad la disciplina del niño, le enseñan a prestar atención, a dominarse en tal o cual caso de la vida real». Puede inversamente desarrollar la excitación en niños apáticos y asimismo, dosificarse la función de excitación y de inhibición para conseguir un buen equilibrio.

Drabovitch define así la conducta libre:

«Es preciso ser suficientemente excitable para defender los derechos, y suficientemente frenable para respetar los de los demás.»

Para llegar a este ideal consciente, es deseable tener por base la educación de la libertad, fuente de reacciones apropiadas a cada cual, a condición de que tal adiestramiento haga, con la debida antelación, sitio a una educación consciente.

SEGUNDA PARTE

METODO MODERNO DE CURACION CON LAS MANOS

Para el siguiente método de curación no es necesario hacer gala de esa fuerza misteriosa que ayuda a aliviar o sanar muchas dolencias. Pero su eficacia está ampliamente demostrada en multitud de casos.

Método oriental de curación

Para aumentar el vigor sexual se procede como sigue:

Cabeza

El sujeto estará acostado cabeza abajo. Como, probablemente, en la cama no contará usted con suficiente espacio para ubicarse detrás de la cabeza del sujeto, inclínese y coloque una pierna a cada lado del cuerpo de éste y cargue el peso de su cuerpo en las pantorrillas.

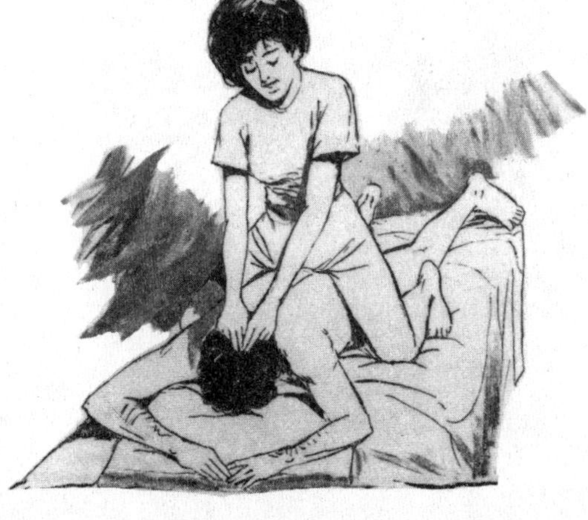

En la cabeza hay dos puntos. El primero está en el centro de la coronilla. El segundo en la base del cráneo, en el límite con la parte superior del cuello.

1. Coloque los dedos índice y medio de ambas manos en el punto situado en la parte superior de la coronilla. Presione con fuerza (9 kilogramos) durante tres segundos. Descansar.

2. Repita la presión. Descansar.

3. Vuelva a presionar nuevamente. Descansar.

4. Descienda hasta el punto situado en la base del cráneo. Coloque el pulgar izquierdo encima del derecho. Presione con fuerza (9 kilogramos) durante tres segundos. Descansar.

5. Repita la presión fuerte dos veces más.

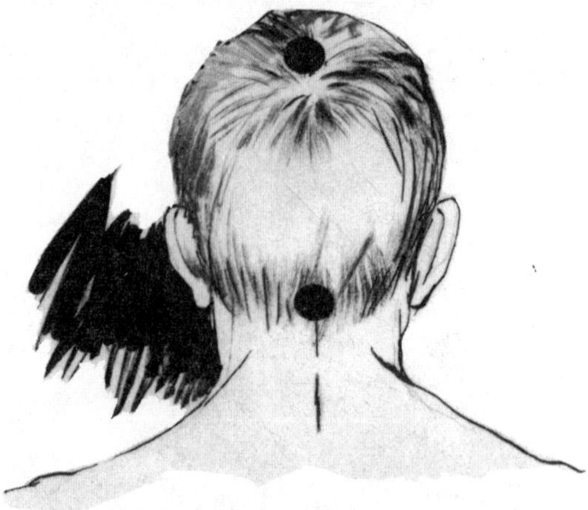

Zona inferior de la espalda

Conserve la posición inclinada hacia delante con las piernas a cada lado de su compañero, de manera tal de alcanzar cómodamente la parte inferior de la columna vertebral. Parta de un punto fijado exactamente por sobre la cintura y descienda hasta la zona coccígea.

Vaya descendiendo con el pulgar derecho por la columna vertebral. Localizará así los espacios intervertebrales. Coloque el pulgar derecho en uno de esos espacios, ligeramente por encima de la cintura.

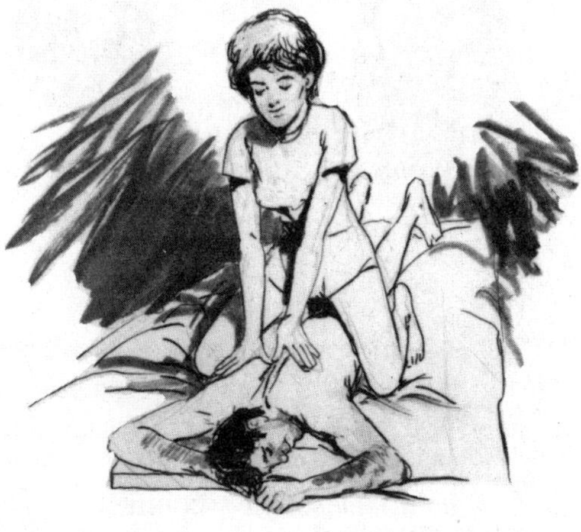

1. Presione moderadamente (7 kilogramos) durante tres segundos. Descansar.

2. Coloque el pulgar derecho en el espacio siguiente, descendiendo siempre. Presione moderadamente durante tres segundos. Descansar.

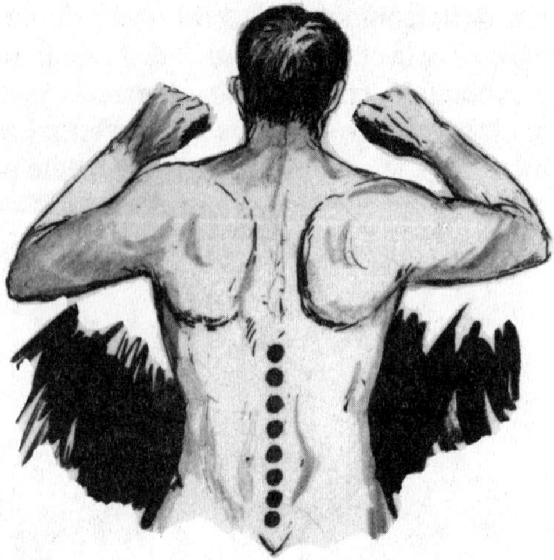

3. Alterne los pulgares, primero el derecho, luego el izquierdo, y siga los espacios intervertebrales descendiendo siempre hasta llegar al cóccix. Presione moderadamente (7 kilogramos) en cada punto. Descanse y continúe.

4. Vuelva al punto inicial por encima de la cintura y repita la secuencia.

5. Repita toda la secuencia otra vez.

Zonas laterales de la columna

Coloque los pulgares a ambos lados de la columna de manera tal que estén a 2,50 cm uno del otro y ligeramente sobre la cintura.

1. Presione moderadamente (7 kilogramos) simultáneamente con ambos pulgares. Descansar.

2. Descienda dos traveses de dedo siguiendo las líneas y repita la presión.

3. Continúe descendiendo, dejando siempre un espacio de dos dedos. Presione moderadamente (7 kilogramos) con los pulgares en cada par de puntos, durante tres segundos. Descanse un segundo después de cada presión.

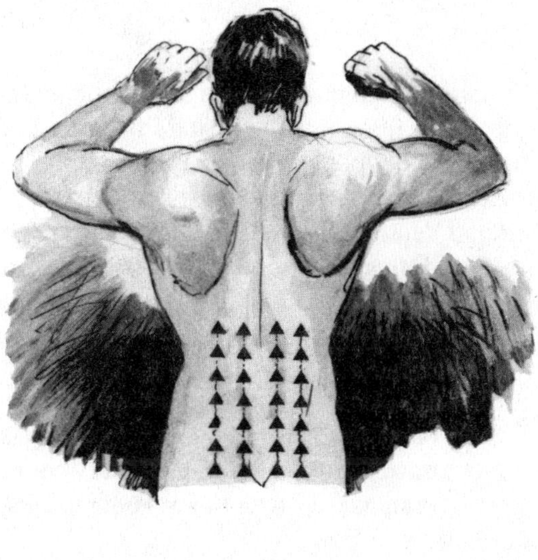

4. Vuelva a los dos puntos iniciales ligeramente por sobre la cintura y repita la secuencia.

5. Repita toda la secuencia.

6. Coloque el pulgar izquierdo 4 cm a la izquierda, y el pulgar derecho 4 cm a la derecha de la columna. Presione moderadamente (7 kilogramos) con ambos pulgares durante tres segundos. Descansar.

7. Descienda dos dedos en línea recta y repita la presión. Descansar.

8. Continúe descendiendo, dejando siempre un espacio de dos dedos, hasta llegar a la base de la columna.

9. Repita la secuencia dos veces más.

Planta del pie

Vuelva a colocarse en una posición que la ubique por delante de los pies de su compañero, quizá necesitará bajar de la cama. En la planta del pie hay cuatro puntos que deben recibir presión. Los primeros tres están en una línea que divide a ésta en dos partes iguales y que va desde el centro del talón hasta el centro de la eminencia metatarsiana, antes de llegar a los dedos. El cuarto punto está a la altura de la parte superior y posterior del arco, hacia afuera.

1. Rodee con sus dedos la parte anterior del pie derecho y coloque los pulgares uno al lado del otro, exactamente por debajo de la zona más musculosa del talón. Presione con fuerza (9 kilogramos), durante tres segundos. Descansar.

2. Siga la línea recta hasta llegar a la parte más angosta del pie. Presione con fuerza (9 kilogramos), durante tres segundos. Descansar.

3. Continúe descendiendo hasta llegar al punto

ubicado detrás de la eminencia metatarsiana, antes de llegar a los dedos. Repita la presión fuerte durante tres segundos.

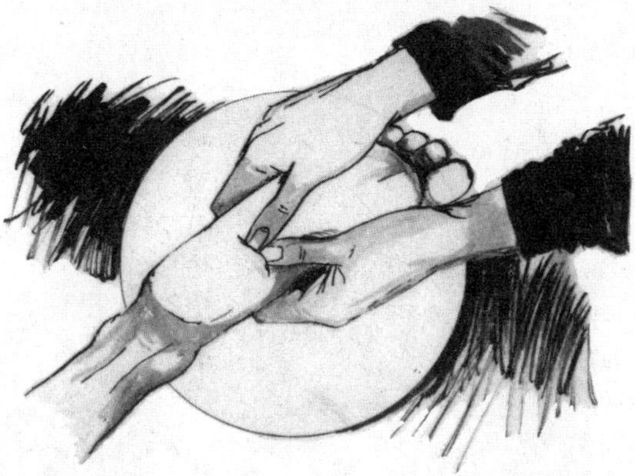

4. Gire ligeramente las manos y coloque los pulgares uno al lado del otro sobre el cuarto punto en la zona alta del arco. Presione con fuerza (9 kilogramos) durante tres segundos. Descansar.

5. Repita la secuencia dos veces más en la planta del pie derecho.

6. Colóquese ahora delante del pie izquierdo de su compañero y repita la secuencia tres veces en la planta de ese pie.

Su compañero debe ahora darse vuelta y quedar cabeza arriba. El resto de la serie sigue ahora un ordenamiento irregular. Comenzando por el lado derecho, se trabaja primero en el cuello, luego en el abdomen, después en el muslo y la palma de la mano, todos de ese lado. Completadas esas secuencias, usted deberá pasarse a la izquierda para efectuar el "método japonés" de nuevo en el cuello, muslo y palma de la mano, del lado izquierdo. Los ejercicios finales son presiones especiales, una para el hombre y la otra para la mujer.

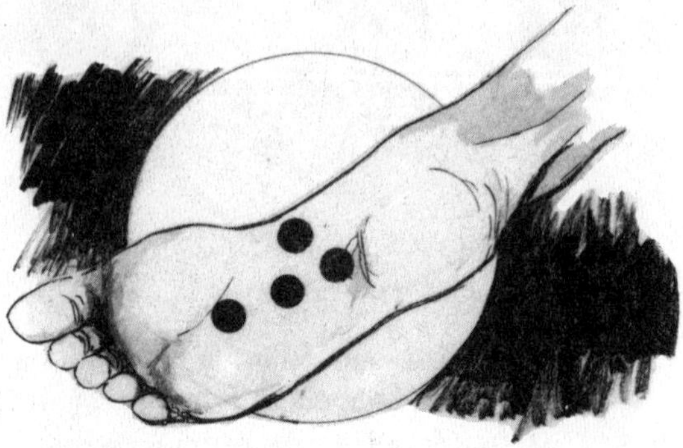

Cuello

Arrodíllese al costado derecho de su compañero. Manténgase lo suficientemente cerca como para tener fácil acceso al cuello. Los puntos específicos que se ven en la figura solo tienen por fin servir como guía general. No se preocupe demasiado por acertar con los puntos exactos. Lo que interesa es trabajar toda el área del cuello con presión que vaya de ligera a moderada.

1. Coloque los dedos índice y medio de la mano derecha por debajo de la mandíbula, próximos a la parte superior de la tráquea. No presione directamente la tráquea. Ejerza, en cambio, una ligera presión (de 2 a 5 kilogramos), durante tres segundos en el punto en el cual el músculo del cuello descansa sobre el borde de la tráquea. Descansar.

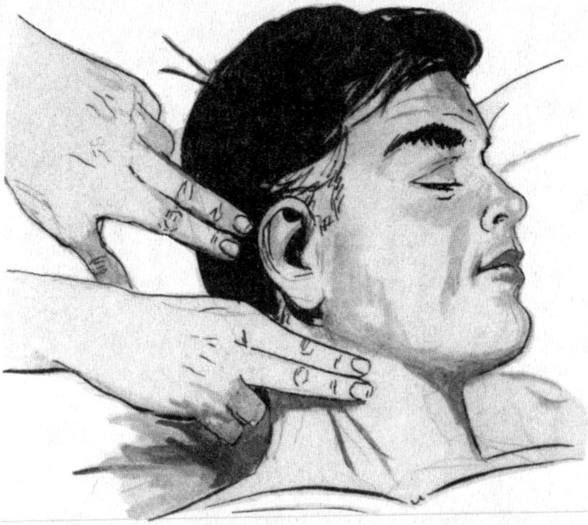

2. Coloque la mano izquierda bajando en línea recta hacia la base del cuello y repita la presión ligera. Manténgala durante tres segundos. Descansar.

3. Descienda con la mano derecha hasta la base del cuello y repita la presión ligera (2 a 5 kilogramos).

4. Repita esta secuencia de arriba hacia abajo dos veces más.

5. Vuelva con su mano derecha a la parte superior del cuello para llegar exactamente detrás del punto posterior de la mandíbula inferior. Presione moderadamente (5 a 7 kilogramos), durante tres segundos con los dedos medio e índice. Descansar.

6. Continúe la línea del músculo dejando espacios de tres traveses de dedo. Alterne la mano izquierda y la derecha hasta llegar a la base del cuello. Presione moderadamente (5 a 7 kilogramos) en cada punto, y mantenga la presión tres segundos.

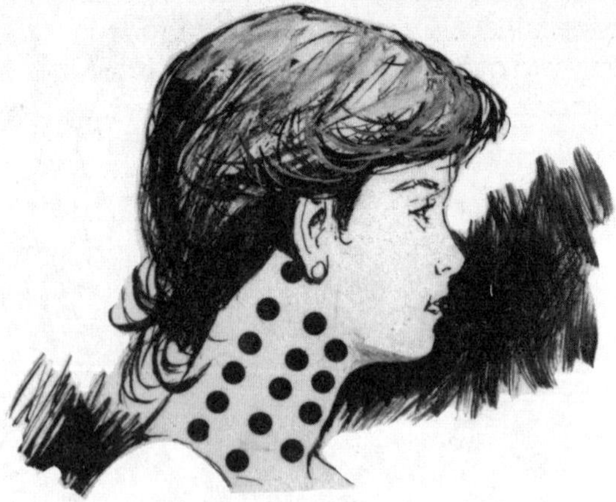

7. Repita la secuencia dos veces más.

8. Lleve la mano derecha a un punto lateral del cuello ubicado por detrás del lóbulo de la oreja. Con los dedos medio e índice, presione moderadamente (5 a 7 kilogramos) durante tres segundos.

9. Continúe descendiendo en línea recta debajo del lóbulo de la oreja, presionando cada tres traveses de dedo y alternando la mano derecha y la izquierda hasta llegar al hombro. Utilice presión moderada (5 a 7 kilogramos) en cada punto, manteniéndola tres segundos.

10. Repita dos veces más esta secuencia en la parte lateral del cuello, a partir del lóbulo de la oreja y descendiendo hasta llegar al hombro.

Abdomen

En el abdomen hay tres líneas de puntos que han de ser presionados. La primera línea sigue el meridiano de la concepción que va desde el centro del esternón hasta un punto ligeramente por arriba de los órganos genitales. La segunda línea parte de la región inguinal y sigue el trayecto que une las piernas con el tronco. La tercera sigue la línea formada por la parte inferior de la caja torácica.

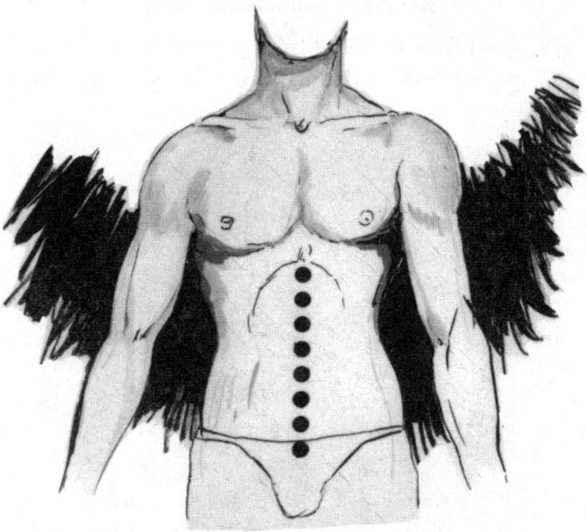

1. Coloque los pulgares uno al lado del otro debajo de la línea central de la caja torácica. Presione moderadamente (7 kilogramos) durante dos segundos. Descansar.

2. Descienda tres traveses de dedo siguiendo la línea central hacia el ombligo. Repita la presión moderada. Descansar.

3. Continúe descendiendo hasta llegar al punto situado sobre los órganos genitales. Presione moderadamente (7 kilogramos) durante tres segundos. Descansar.

4. Repita las presiones (pasos 1 a 3) dos veces más.

5. Inclinada a horcajadas de los muslos de su compañero, coloque el pulgar izquierdo en la articulación del tronco y la raíz del muslo derecho.

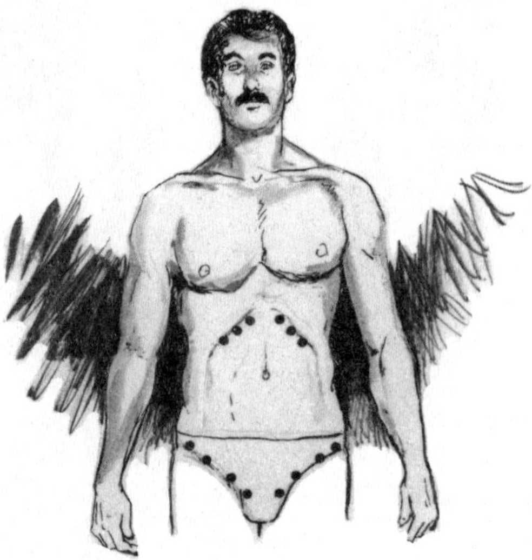

Coloque el pulgar derecho en el punto correspondiente del muslo izquierdo. Presione moderadamente (7 kilogramos) con ambos pulgares, durante dos segundos. Descansar.

6. Mueva los pulgares dos traveses de dedo, siguiendo la línea de la articulación hacia los costados. Repita la presión moderada. Descansar.

7. Continúe siguiendo la línea y cada dos traveses de dedo repita la presión hasta llegar a la cadera. Presione moderadamente (7 kilogramos) en cada punto. Descanse y continúe.

8. Repita esta secuencia (pasos 5 a 7) dos veces más.

9. Coloque los pulgares debajo de la caja torácica, a dos dedos a cada lado del esternón. Presione moderadamente (7 kilogramos) durante dos segundos. Descansar.

10. Corra los pulgares dos dedos hacia la parte externa, bordeando siempre las últimas costillas. Repita la presión moderada. Descansar.

11. Continúe bordeando las costillas cada dos dedos de distancia, hasta llegar al costado del cuerpo. Presione moderadamente (7 kilogramos) en cada punto. Descanse y continúe.

12. Repita esta secuencia (pasos 8 a 11) dos veces más.

13. Coloque ambas manos en el abdomen con las palmas hacia abajo y presione suavemente (5 kilogramos) con ambas palmas simultáneamente.

Mueva las manos de manera de presionar suavemente el abdomen hasta que sienta cierto relajamiento.

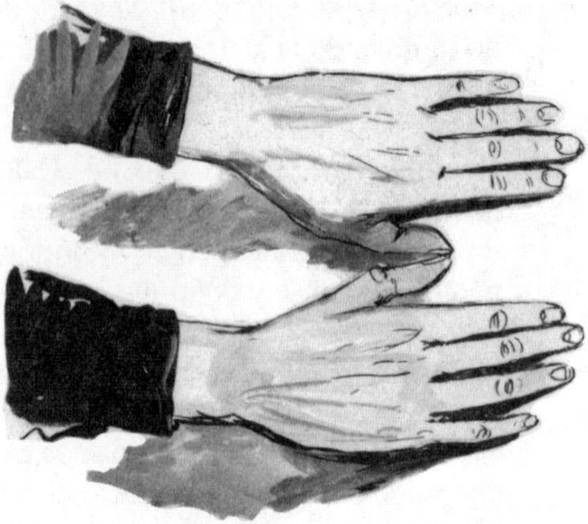

Parte interna del muslo

Ubíquese en una posición cercana al muslo derecho de su compañero. Los puntos están situados en una línea que comienza en la parte superior interna de la pierna y continúa por el centro interno del muslo hasta llegar justo por encima de la región interna de la rodilla.

1. Coloque los pulgares uno al lado del otro en la parte superior interna de la pierna. Presione con fuerza (9 kilogramos) durante tres segundos. Descansar.

2. Desplácese dos traveses de dedo a lo largo del recorrido del músculo. Repita la presión fuerte. Descansar.

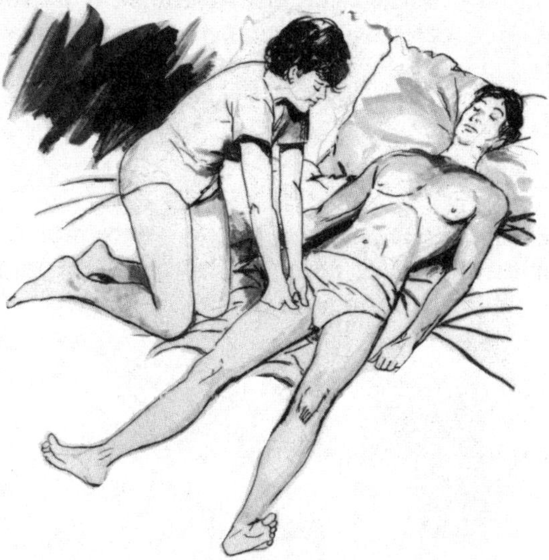

3. Repita la presión fuerte cada dos dedos hasta llegar a la rodilla. El último punto está en el espacio ubicado entre la rótula y los tendones correspondientes a la zona interna de aquélla.

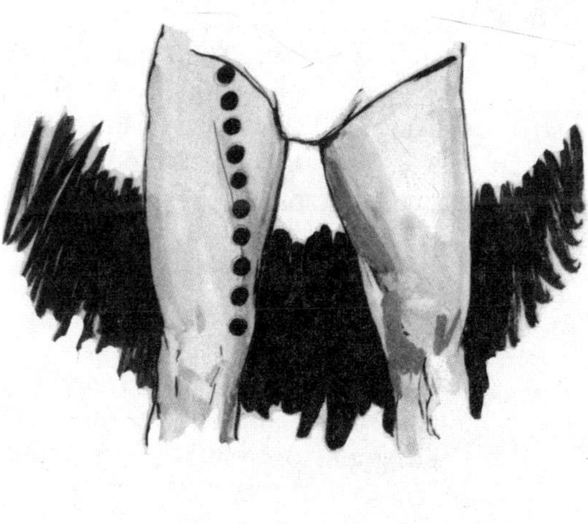

4. Vuelva a la parte superior de la zona interna de la pierna y repita la secuencia.

5. Repita toda la secuencia una vez más.

Palma de la mano

En la palma de la mano hay cuatro puntos. Los tres primeros están en la línea que va desde la base de la muñeca a la raíz del dedo medio. El cuarto está en la parte inferior del pulgar.

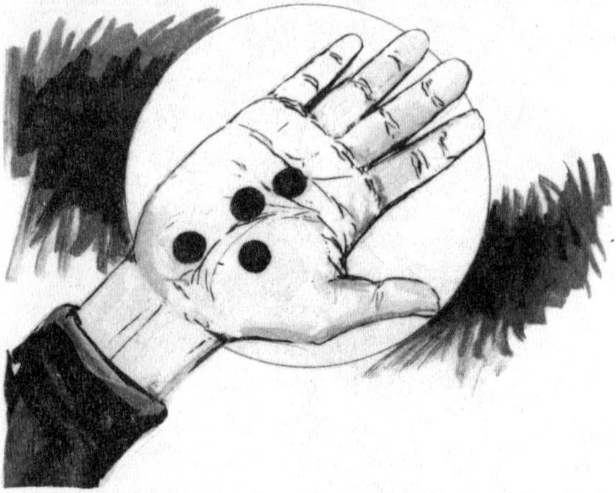

1. Tome con sus dos manos la derecha de su compañero y coloque los pulgares uno al lado del otro en el centro del hueco de la palma, a la altura de la raíz del pulgar. Presione moderadamente (7 kilogramos) durante tres segundos. Descansar.

2. Descienda siguiendo la línea hacia el centro de la palma. Repita la presión moderada. Descansar.

3. Coloque sus pulgares en la región pulposa a la altura del dedo medio. Presione moderadamente (7 kilogramos) durante tres segundos. Descansar.

4. Coloque los pulgares en el punto ubicado en la raíz del pulgar —en el ángulo formado por el hueso que conduce al pulgar y el hueso que conduce al índice. Presione moderadamente durantes tres segundos.

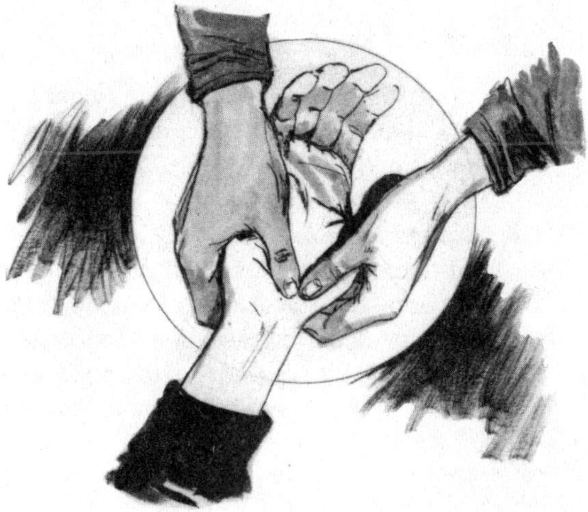

Lado izquierdo

Ubíquese a la izquierda de su compañero y arrodíllese próxima a la sección media. Repita las secuencias correspondientes al cuello, al muslo y a la palma de ese sector.

Presiones especiales finales

Para el hombre

Ubique el punto en el centro del perineo, entre el escroto y el ano. Presione suavemente tres veces.

Para la mujer

1. Tome posición frente a la cabeza de su compañera. Coloque ambos pulgares uno al lado del otro sobre el esternón. Presione moderadamente (7 kilogramos) durante tres segundos. Descansar.

2. Descienda dos dedos a lo largo del esternón y repita la presión.

3. Continúe descendiendo hasta llegar a su base, o sea ligeramente sobre el estómago. Repita la secuencia dos veces.

4. Apoye sus manos en los pechos de su compañera, de modo tal que las palmas toquen suavemente los pezones. Efectúe círculos lentos y leves girando la mano derecha en la dirección de las manecillas del reloj, y la izquierda en su sentido contrario. Haga cinco círculos y luego Descansar.

5 Repita la secuencia tres veces más.

Toque final

Cuando termine de practicar las presiones "método japonés", puede completar la experiencia con un «toque mariposa» especial. Haga que su compañero se de vuelta boca abajo. Empleando un toque ligero como una pluma con las puntas de los dedos, páselos por la nuca, la espalda, las nalgas, los muslos, las pantorrillas y las plantas de los pies, a modo de una suave caricia. Haga que su compañero vuelva a ponerse boca arriba y efectúe este delicado toque en el cuello, pecho, abdomen, muslos, brazos y palmas de las manos. El efecto es electrizante, especialmente después de pasar por la experiencia del "método japonés", momento en el cual el cuerpo y la mente están relajados y la sangre circula libremente.

DOLORES DE CABEZA

El "método japonés" producirá un alivio inmediato en casi todo tipo de dolor de cabeza. Las clases más comunes de cefaleas —que son las producidas por fatiga, tensiones, excesos en la comida, consumo excesivo de alcohol o falta de sueño— pueden ser tratadas con resultados positivos mediante una sola sesión de "método japonés". Las formas más severas de este tipo de dolor, tales como hemicránea, si bien pueden aliviarse temporalmente con un solo tratamiento de "método japonés", requieren aplicaciones constantes durante varios días —y aún semanas— para llegar a lograr resultados duraderos.

En los diversos tipos de cefalea, los músculos de la cabeza y de la zona superior del cuello se ponen duros y tensos. No importa la causa desencadenante; el dolor se produce por la combinación de la tensión muscular y la vasoconstricción sanguínea. El "método japonés", al relajar los músculos y activar la circulación sanguínea, mediante el sistema circulatorio, llega directamente a las zonas dolorosas y produce su alivio. Se tratan primero los puntos en la cabeza y en los hombros. Después —y dado que para relajar los músculos resulta esencial lograr una buena circulación— se presionan las plantas de los pies, que son los puntos más distantes del corazón. El "método japonés" en las plantas de los pies mejora la circulación en todo el cuerpo y actúa directamente en los dolores de cabeza.

Si bien el "método japonés" es sumamente eficaz para aliviar el dolor, no debe olvidarse su gran valor como preventivo de la recurrencia de ese dolor. Si sufre cefaleas a menudo, ensaye diariamente las secuencias del "método japonés" para este trastorno durante una semana más o menos. Tendrá menos dolores de cabeza y, cuando los sufra, serán menos serios. Si continúa perseverando en los tratamientos, llegarán a desaparecer totalmente. Si no desaparecen, convendrá que consulte a un médico ya que, en tal caso, quizá se deban a trastornos orgánicos.

Los ejercicios que siguen pueden practicarse mientras usted está sentada en una silla, en cualquier momento y en cualquier lugar, cuando usted comience a sentir dolores de cabeza. Toda la secuencia sólo lleva alrededor de diez minutos. Y si no obstante continúa sintiéndose mal, insista en las áreas en las cuales sintió mayor alivio —generalmente la base del cráneo, las sienes y los puntos que rodean los ojos. Si siente que el dolor de cabeza se repite, complete otra vez toda la secuencia. De ser posible, acuéstese unos minutos después de haber terminado el "método japonés". Cierre los ojos y respire profundamente.

Parte superior de la cabeza

Debe aplicar presión moderada (7 kilogramos), en puntos ubicados a lo largo de las cinco líneas que se extienden desde la frente hasta la parte posterior de la cabeza. La presión debe ser ejercida con el pulpejo del dedo medio de cada mano colocado sobre la uña del índice respectivo.

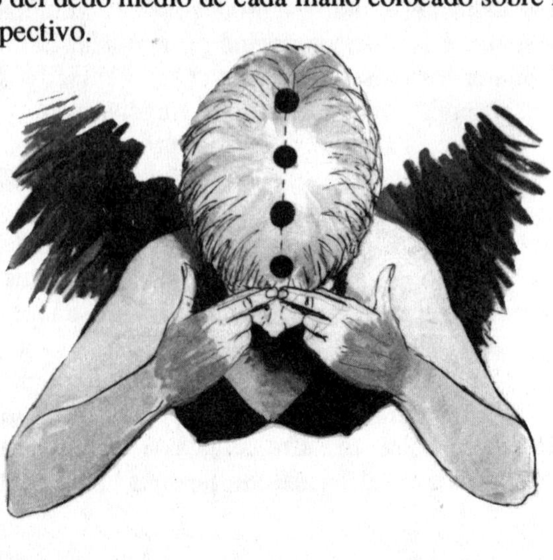

1. Comience flexionando los dedos y colocando los índices uno al lado del otro en la parte central de la línea de implantación del cabello. Coloque el extremo de cada dedo medio, sobre la uña del índice respectivo. Presione moderadamente (7 kilogramos). Mantenga la presión tres segundos. Descansar.

2. Desplácese dos traveses de dedo hacia la parte posterior de la coronilla, siguiendo una línea imaginaria que divida en dos su cabello. Repita la presión moderada. Manténgala durante tres segundos. Descansar.

3. Continúe desplazándose hacia atrás en esta línea central imaginaria y avance a intervalos de dos dedos hasta llegar al punto medio a la parte posterior de la coronilla. Presione moderadamente (7 kilogramos) en cada punto, durante tres segundos.

4. Vuelva a la línea de implantación del cabello y coloque el índice izquierdo a dos traveses de dedo del centro hacia la izquierda, y el derecho a dos dedos hacia la derecha. Mantenga los dedos medios sobre las uñas de los índices. Presione moderadamente (7 kilogramos), durante tres segundos. Descanse.

5. Presione moderadamente cada dos dedos, siguiendo estas líneas paralelas a una raya central del cabello, hasta llegar a la parte posterior de la coronilla. Mantenga la presión durante tres segundos.

6. Vuelva otra vez a la línea de implantación del cabello y coloque las manos otros dos dedos del centro hacia la izquierda y la derecha. Presione

moderadamente (7 kilogramos) en los puntos a la altura de la implantación del cabello. Mantenga la presión tres segundos. Descansar.

7. Repita la presión moderada cada dos dedos, siguiendo líneas paralelas a las anteriores, hasta llegar a la parte posterior de la coronilla.

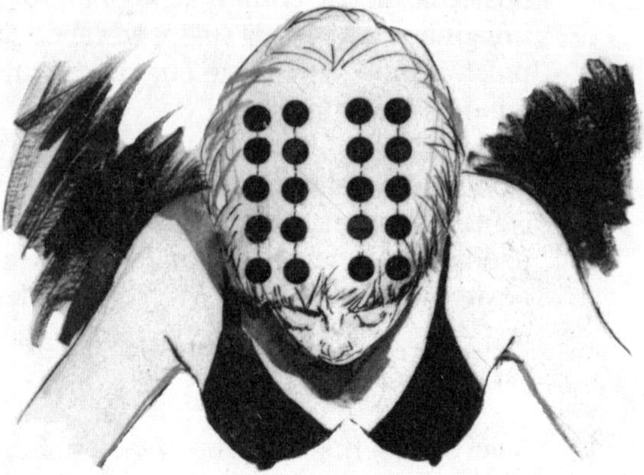

Parte superior de los hombros

Coloque los dedos índice y medio de la mano izquierda sobre la parte superior de su hombro derecho, a mitad de camino entre la base del cuello y el borde del hombro. Palpe con sus dedos ligeramente por detrás del músculo del hombro. Cuando llegue al lugar más sensible habrá encontrado el punto buscado.

1. Presione con fuerza (9 kilogramos) durante tres segundos con los dedos índice y medio colocados uno al lado del otro. Descansar.

2. Repita la presión. Descansar.

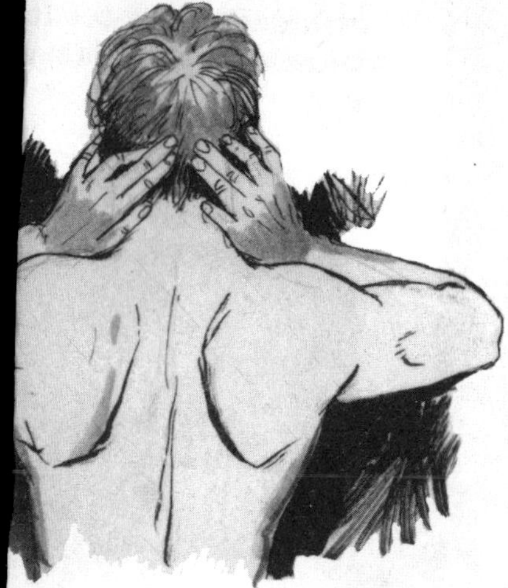

núe descendiendo por estos músculos y pre-
ndo con fuerza (9 kilogramos), con distan-
e dos dedos. Los puntos finales están en la
ión de los músculos, a la altura del hombro.

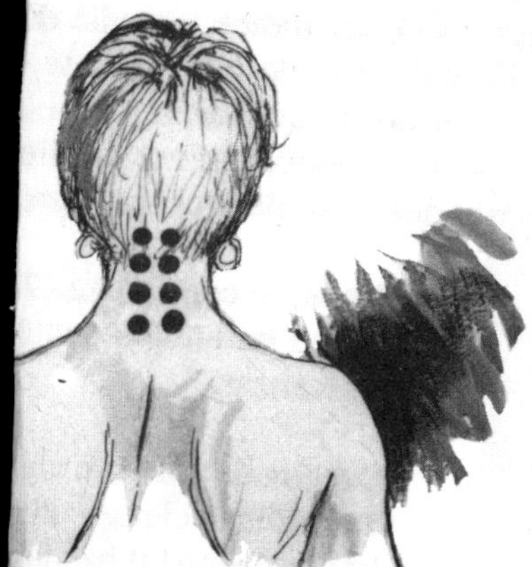

3. Ejerza nuevamente la presión durante tres segundos. Descansar.

4. Ubique el mismo punto en el hombro izquierdo, empleando para ello los dedos índice y medio de la mano derecha. Repita la secuencia.

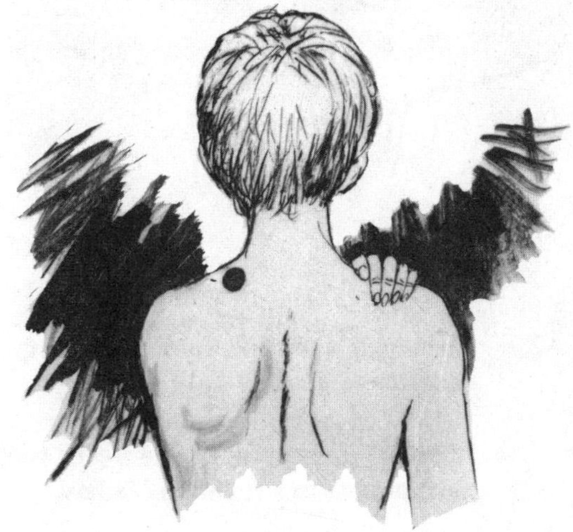

Base del cráneo

Emplee los dedos índice y medio de ambas manos, colóquelos detrás de la cabeza, en el pequeño hueco ubicado por arriba de la parte central de la nuca, debajo del occipital.

1. Presione con fuerza (9 kilogramos) en la depresión con el índice y medio de ambas manos.

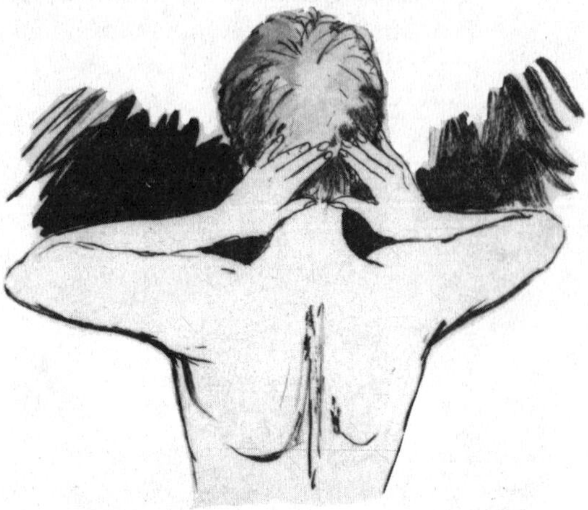

2. Mantenga la presión durante tres segundos. Descansar.

3. Repita la presión fuerte dos veces más. Manténgala durante tres segundos cada vez.

4. Desplace los dedos índice y medio de la mano izquierda a tres dedos de distancia a la izquierda, siguiendo el borde inferior del cráneo. Desplace los dedos índice y medio de la mano derecha a tres dedos a la derecha. Presione con fuerza (9 kilogramos) simultáneamente en ambos puntos durante tres segundos. Repita dos veces más.

5. Vuelva a desplazar índice y medio otros tres dedos, siguiendo el borde inferior y posterior del

Tobillos

Haga que su pie derecho descanse apoyado en el suelo. Inclínese hacia adelante para trabajar con el tobillo. Coloque el pulgar derecho en la parte externa del tobillo, en el hundimiento formado entre el hueso y el tendón de Aquiles, que se prolonga hacia la parte posterior del tobillo. Coloque el pulgar izquierdo en el punto correspondiente en la parte interna del tobillo. Rodee la parte anterior de éste con los demás dedos.

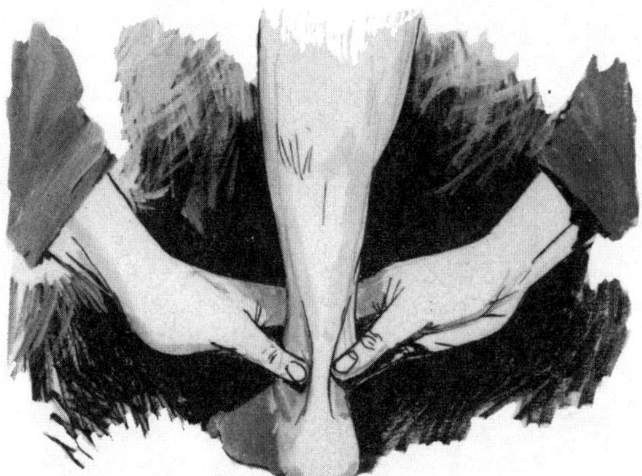

1. Presione moderadamente (7 kilogramos) con ambos pulgares durante tres segundos. Descansar.

2. Desplace los pulgares siguiendo la parte interna del tendón de Aquiles, para llegar al hundimiento

ubicado en la zona posterior del hueso del tobillo. Presione moderadamente (7 kilogramos) con ambos pulgares. Mantenga la presión tres segundos. Descansar.

3. Desplácese hasta llegar a la depresión formada en la parte superior del talón. Presione moderadamente con ambos pulgares. Mantenga la presión durante tres segundos.

4. Repita la secuencia en el tobillo izquierdo, utilizando ambos pulgares.

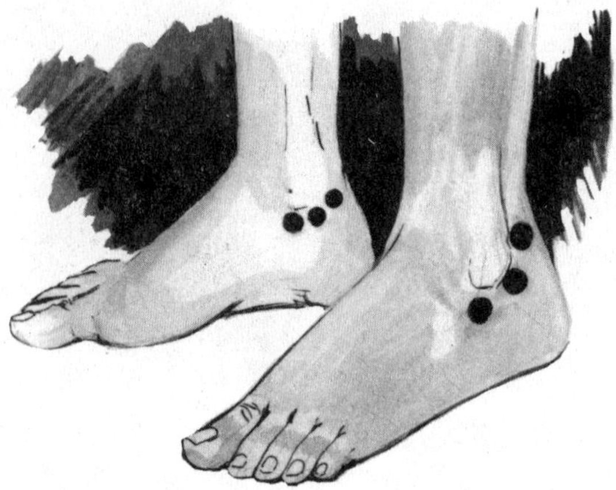

Plantas de los pies

Coloque la pierna derecha sobre la rodilla izquierda. En la planta de cada pie hay cuatro puntos que deben recibir presiones. Los pri-

3. Ejerza nuevamente la presión durante tres segundos. Descansar.

4. Ubique el mismo punto en el hombro izquierdo, empleando para ello los dedos índice y medio de la mano derecha. Repita la secuencia.

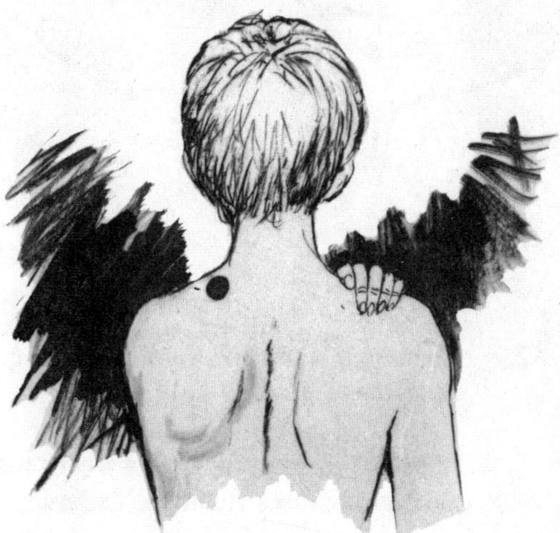

Base del cráneo

Emplee los dedos índice y medio de ambas manos, colóquelos detrás de la cabeza, en el pequeño hueco ubicado por arriba de la parte central de la nuca, debajo del occipital.

1. Presione con fuerza (9 kilogramos) en la depresión con el índice y medio de ambas manos.

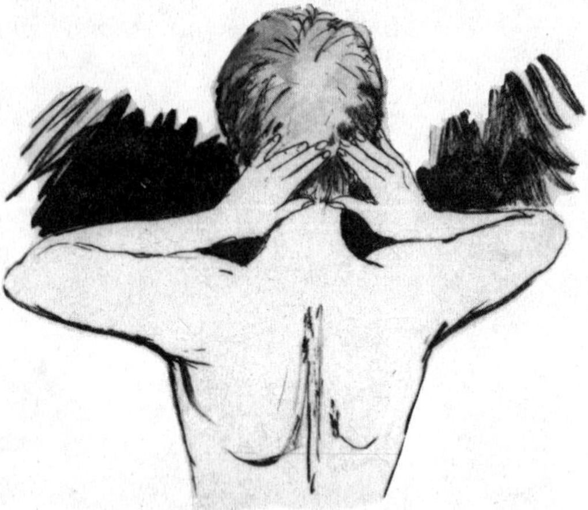

2. Mantenga la presión durante tres segundos. Descansar.

3. Repita la presión fuerte dos veces más. Manténgala durante tres segundos cada vez.

4. Desplace los dedos índice y medio de la mano izquierda a tres dedos de distancia a la izquierda, siguiendo el borde inferior del cráneo. Desplace los dedos índice y medio de la mano derecha a tres dedos a la derecha. Presione con fuerza (9 kilogramos) simultáneamente en ambos puntos durante tres segundos. Repita dos veces más.

5. Vuelva a desplazar índice y medio otros tres dedos, siguiendo el borde inferior y posterior del

cráneo. Presione con fuerza (9 kilogramos), tres veces. Mantenga la presión tres segundos cada vez.

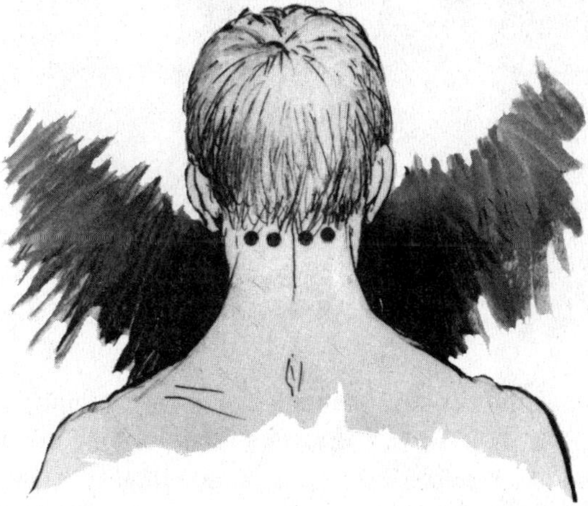

Músculos del cuello

Coloque los dedos índice y medio de la mano izquierda en la parte superior del músculo largo que se extiende desde la región externa posterior de la nuca hasta la base del cráneo en la línea del hombro. Coloque los dedos índice y medio de la mano derecha en la región superior del músculo, del lado derecho externo de su cuello.

1. Presione con fuerza (9 kilogramos) simultáneamente en ambos puntos durante tres segundos. Descansar.

2. Descienda aproximadamente dos dedos, siguiendo la línea del músculo. Mantenga los dedos centralizados en las bandas musculares. Mantenga la presión tres segundos. Descansar.

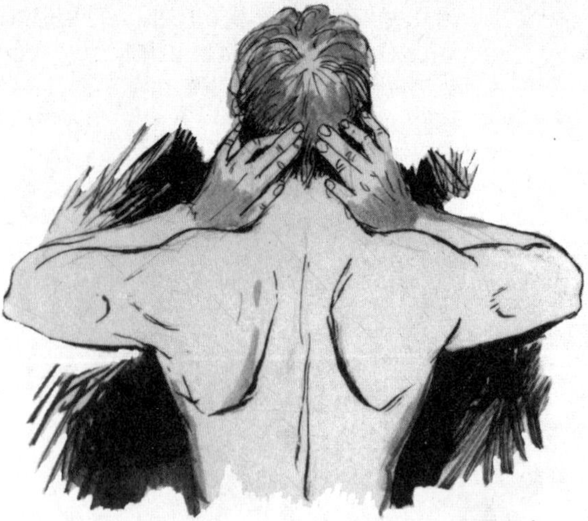

3. Continúe descendiendo por estos músculos y presionando con fuerza (9 kilogramos), con distancias de dos dedos. Los puntos finales están en la inserción de los músculos, a la altura del hombro.

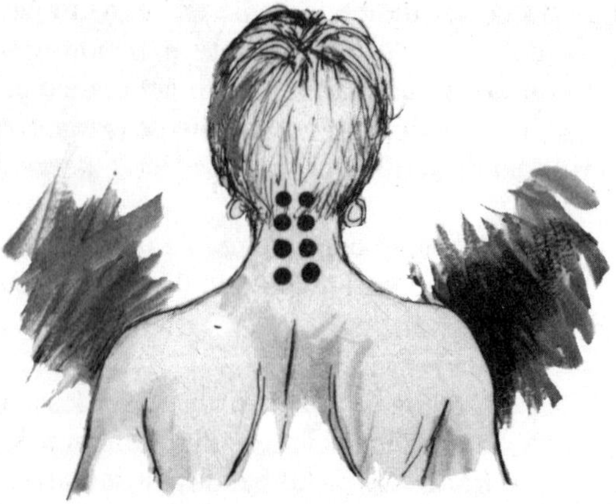

Tobillos

Haga que su pie derecho descanse apoyado en el suelo. Inclínese hacia adelante para trabajar con el tobillo. Coloque el pulgar derecho en la parte externa del tobillo, en el hundimiento formado entre el hueso y el tendón de Aquiles, que se prolonga hacia la parte posterior del tobillo. Coloque el pulgar izquierdo en el punto correspondiente en la parte interna del tobillo. Rodee la parte anterior de éste con los demás dedos.

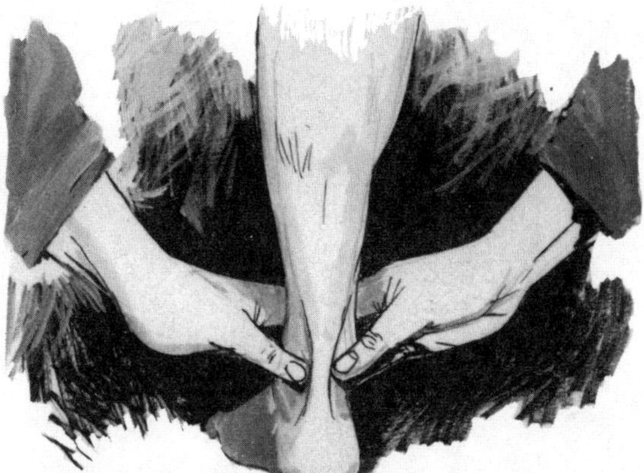

1. Presione moderadamente (7 kilogramos) con ambos pulgares durante tres segundos. Descansar.

2. Desplace los pulgares siguiendo la parte interna del tendón de Aquiles, para llegar al hundimiento

ubicado en la zona posterior del hueso del tobillo. Presione moderadamente (7 kilogramos) con ambos pulgares. Mantenga la presión tres segundos. Descansar.

3. Desplácese hasta llegar a la depresión formada en la parte superior del talón. Presione moderadamente con ambos pulgares. Mantenga la presión durante tres segundos.

4. Repita la secuencia en el tobillo izquierdo, utilizando ambos pulgares.

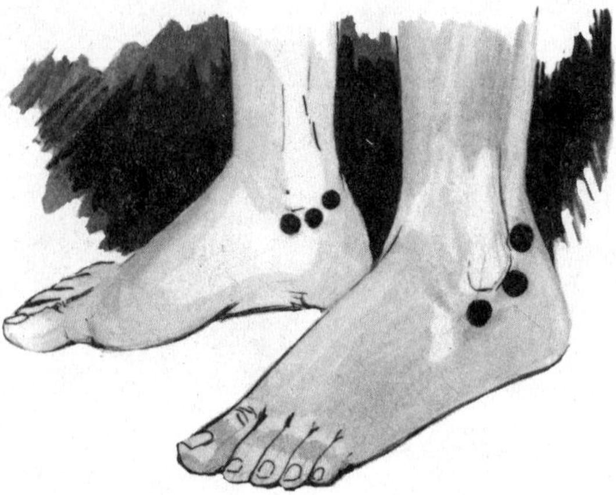

Plantas de los pies

Coloque la pierna derecha sobre la rodilla izquierda. En la planta de cada pie hay cuatro puntos que deben recibir presiones. Los primeros tres forman una línea que divide el pie en dos partes iguales, partiendo del centro del talón para llegar al centro del dedo del medio. El cuarto punto está hacia arriba, en la parte posterior del arco, ligeramente hacia afuera del primero.

1. Rodee la parte superior del pie con las manos y coloque los pulgares uno al lado del otro frente a la parte carnosa del talón. Presione con fuerza (9 kilogramos) durante tres segundos. Descansar.

2. Siga la línea central hasta llegar a la parte más angosta del pie. Presione con fuerza (9 kilogramos) durante tres segundos. Descansar.

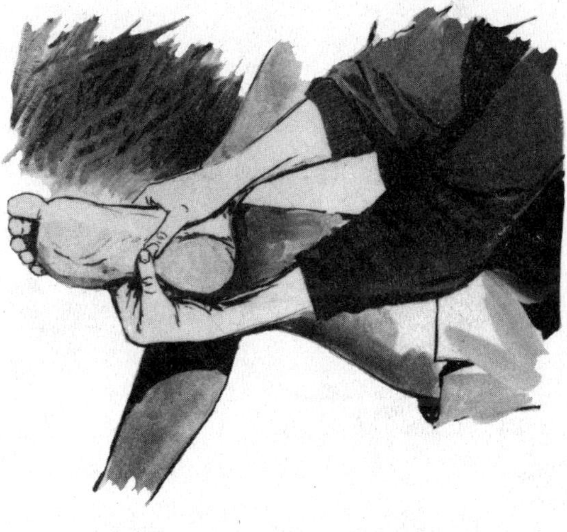

3. Siga avanzando por la línea central, hasta llegar al punto ubicado detrás de la parte más carnosa del pie antes de llegar a los dedos. Presione con fuerza (9 kilogramos) durante tres segundos. Descansar.

4. Cambie la posición de las manos y coloque los pulgares uno al lado del otro en el punto ubicado en la parte más alta del arco. Presione fuerte durante tres segundos.

5. Coloque la pierna izquierda sobre la rodilla derecha. Repita la secuencia en el pie izquierdo.

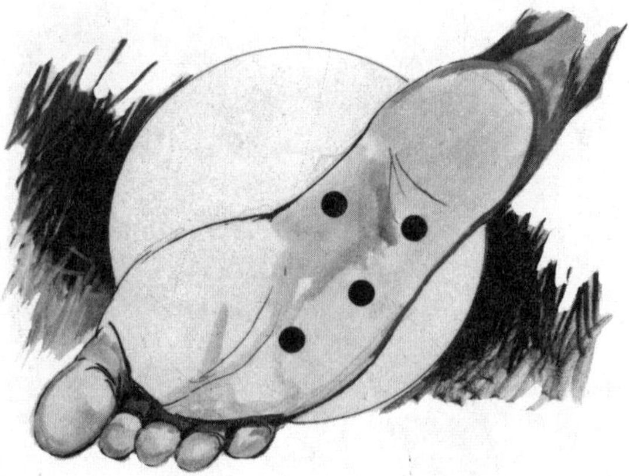

Zonas anterior y laterales del cuello

Para trabajar el cuello se emplean los dedos índice y medio de ambas manos. Si bien la ilustración muestra puntos específicos, basta con que los considere sólo como guía general. Lo importante es cubrir toda el área de la nuca con presiones de moderadas a suaves. Trabaje con ambos lados de la nuca al mismo tiempo.

1. Coloque los dedos índice y medio de la mano derecha debajo de la mandíbula, al lado de la parte superior de la tráquea. Coloque el índice y medio de la mano izquierda en el punto correspondiente del lado izquierdo. Presione suavemente (5 kilogramos) durante dos segundos. Presione el músculo y no la tráquea. Descansar.

2. Desplace ligeramente los dedos hacia abajo y continúe ejerciendo presiones suaves durante dos segundos, en puntos a lo largo de la línea hasta llegar a la clavícula.

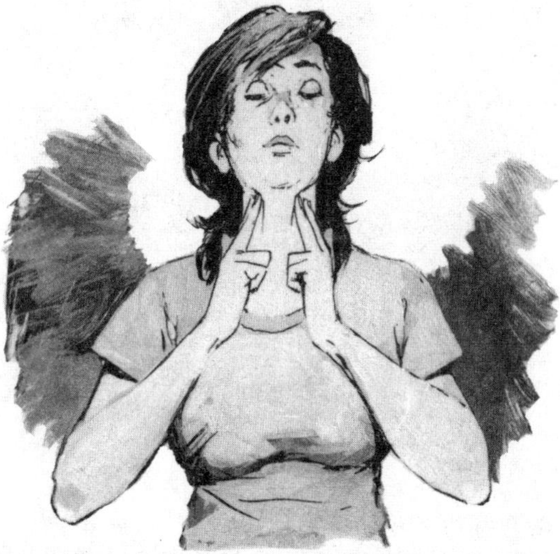

3. Vuelva a colocar las manos en la parte superior del cuello debajo de la mandíbula, siguiendo la línea de ésta pero algo más hacia la región lateral del cuello. Repita las presiones a ambos lados, siguiendo una línea que descienda hasta la base del cuello.

4. Continúe las presiones desde la parte superior hasta la clavícula, comenzando cada vez más cerca de los costados del cuello, hasta cubrir toda la parte anterior y lateral del cuello.

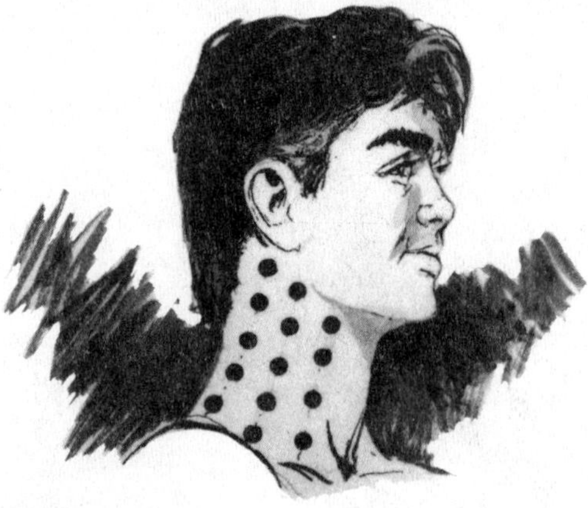

Sienes

Hay dos puntos a cada lado de la cabeza. Trabaje con los puntos correspondientes, simultáneamente, con el dedo medio de cada mano colocado arriba de la uña del índice.

1. Coloque los dedos índice y medio de la mano derecha en el pequeño hueco ubicado a unos dos dedos fuera del ángulo externo del ojo derecho y ligeramente por encima de éste. Trabaje con los dedos de la mano izquierda en el mismo punto por fuera del ángulo interno del ojo izquierdo.

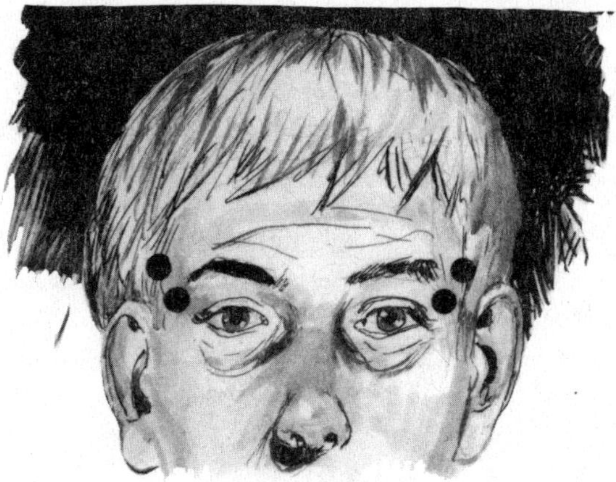

2. Presione moderadamente (7 kilogramos) durante tres segundos. Descansar.

3. Repita la presión moderada. Mantenga la presión durante tres segundos. Descansar.

4. Desplácese hacia arriba dos traveses de dedo, formando un ángulo de cuarenta y cinco grados con los respectivos puntos iniciales. Presione moderadamente (7 kilogramos). Mantenga la presión tres segundos. Descansar.

Ojos

Los puntos que rodean los ojos son sumamente importantes para el tratamiento de las cefaleas. La presión en ellos alivia la tensión que se acumula en los músculos oculares. Utilice los dedos índice, medio y anular de la mano derecha para los puntos indicados del ojo derecho, y los mismos dedos de la izquierda para los del ojo izquierdo. Trabaje con ambos ojos al mismo tiempo. Si usa lentes de contacto, sáqueselos.

1. Separe ligeramente los dedos y coloque las yemas en la parte interna de la cuenca orbitaria. El dedo anular de cada mano deberá estar lo más cerca posible de la nariz.

2. Presione suavemente (5 kilogramos) durante tres segundos, apretando hacia arriba el borde interno de las órbitas.

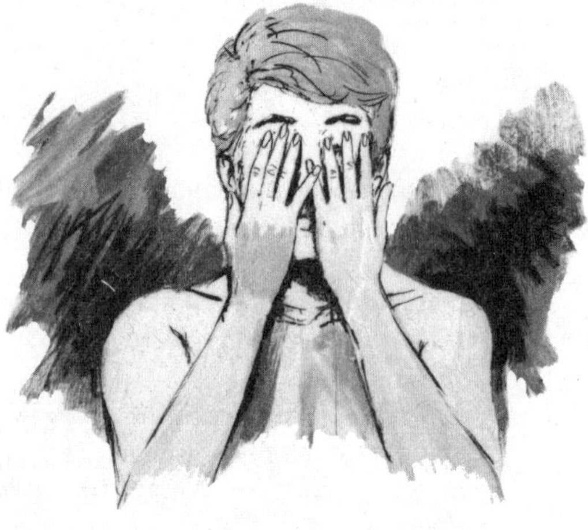

3. Lleve los dedos hacia abajo y haga que las yemas descansen sobre los párpados cerrados. Presione muy suavemente (1 kilogramo a 1 kilogramo y medio) durante tres segundos. Descansar.

4. Flexione los dedos y presione en el borde interno de la cuenca inferior de las órbitas. Utilice una presión suave (5 kilogramos) y empuje contra el plano óseo. Mantenga la presión durante tres segundos. Descansar.

5. Repita toda la secuencia —borde superior, párpados y borde inferior.

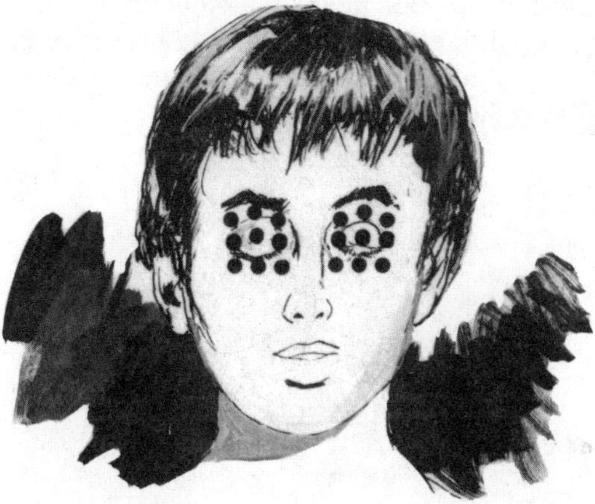

Descanse un momento después que termine este "método japonés" autoaplicado. Siéntese en su silla e inhale por la nariz, llenando los pulmones de aire. Mantenga el aire durante tres segundos, y luego exhale lentamente por la boca. Repita esto por lo menos seis veces.

Los ejercicios que siguen se describen teniendo en cuenta que la receptora está acostada. Sin embargo, si usted estuviera aplicando el "método japonés" en un lugar donde fuera difícil o imposible permanecer en esa posición como, por ejemplo, en una oficina, haga que ella se siente en una silla mientras usted trabaja en los puntos descritos. La única diferencia en administrar "método japonés" a alguien que no está acostado, reside en que se tendrá que actuar con una mano por vez, utilizando la otra para sujetar el cuerpo y poder así ejercer suficiente presión. Por ejemplo, cuando trabaje en la base del cráneo o en la nuca, párese detrás, coloque la mano izquierda en la frente de la receptora y ejerza presión con la mano derecha. Trabaje primero en la zona derecha y después en la izquierda. Completado el "método japonés", haga que cierre los ojos, respire profundamente y se relaje durante el mayor tiempo posible.

Parte superior de la cabeza

Comience el "método japonés" con la receptora acostada boca arriba sobre una frazada doblada o colchoneta blanda. Arrodíllese ante su cabeza, lo suficientemente cerca como para alcanzar la parte superior de ésta, sin necesidad de estirarse.

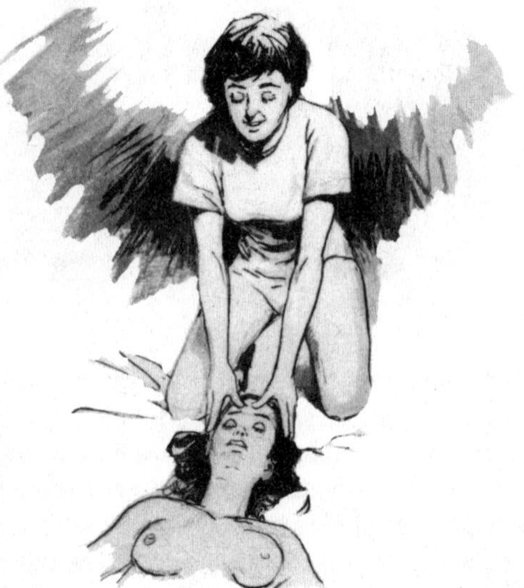

1. Coloque ambos pulgares, uno al lado del otro, en el centro de la línea de implantación del cabello. Presione moderadamente (7 kilogramos) durante tres segundos. Descanse.

2. Desplace los pulgares dos traveses de dedo hacia la parte posterior de la coronilla, siguiendo la línea que divide el cabello en el centro. Presione moderadamente (7 kilogramos) durante tres segun dos. Descansar.

3. Continúe desplazándose hacia la coronilla a dos dedos de distancia. Presione moderadamente durante tres segundos en cada punto.

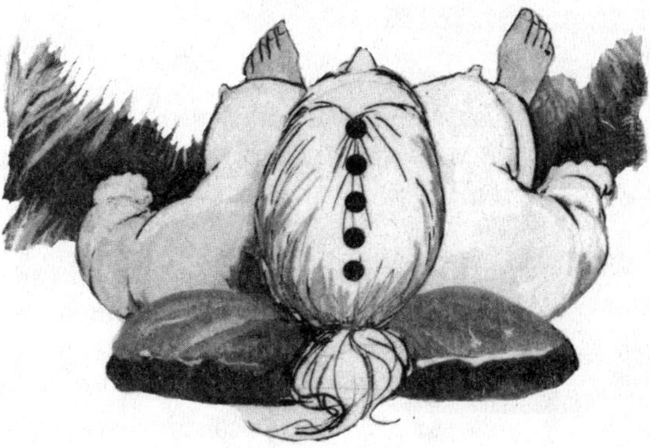

4. Vuelva a colocar las manos en la línea de implantación del cabello. Coloque el pulgar derecho dos dedos a la derecha del punto inicial y el pulgar izquierdo a la misma distancia hacia la izquierda. Presione moderadamente (7 kilogramos) en estos puntos durante tres segundos. Descansar.

5. Desplácese dos dedos en línea recta hacia la parte posterior de la coronilla. Presione moderadamente. Mantenga la presión tres segundos. Descansar.

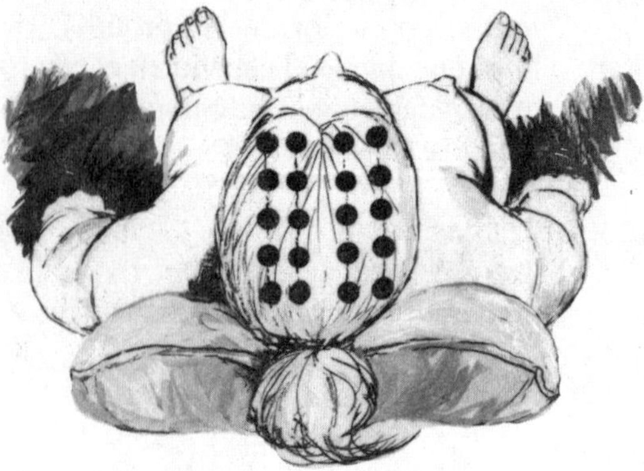

6. Continúe presionando moderadamente cada dos dedos hasta llegar a la parte posterior de la coronilla.

7. Vuelva a la línea de implantación del cabello y desplace los pulgares otros dos dedos hacia las zonas laterales de la cabeza. Presione moderadamente (7 kilogramos) cada dos dedos hasta volver a llegar a la parte posterior de la coronilla. Mantenga la presión tres segundos en cada punto.

Parte superior de los hombros

Haga que la receptora se dé la vuelta, colocándose boca abajo. Siempre arrodillada ante su cabeza, extienda el brazo izquierdo y coloque el pulgar de esa mano sobre la parte superior del hombro. El punto del hombro se encuentra a unos tres o cuatro dedos hacia afuera, a partir de la base del cuello. Está al lado de la prominencia ósea del hombro y ligeramente a su izquierda.

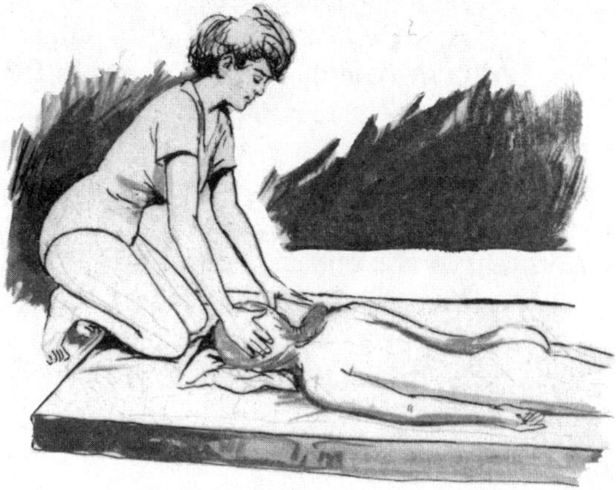

1. Coloque el extremo de su pulgar derecho encima de la uña de su pulgar izquierdo. Presione con fuerza (9 kilogramos) durante tres segundos en el punto de la espalda. Descansar.

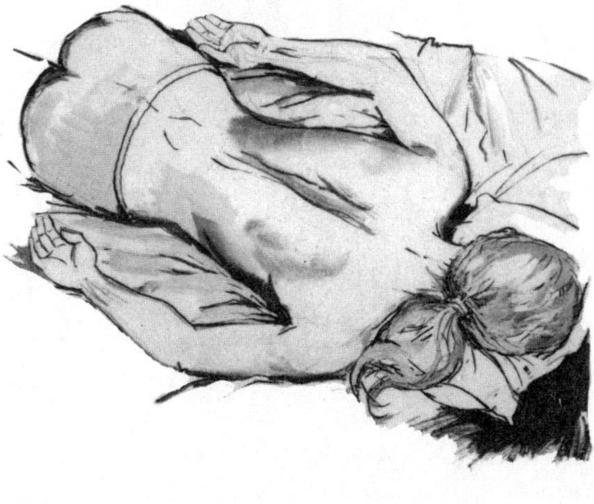

2. Repita la presión fuerte dos veces más. Mantenga la presión tres segundos cada vez.

3. Colóquese ante el hombro izquierdo de la receptora. Invierta la posición de los pulgares, colocando el izquierdo sobre el derecho. Repita las secuencias en el hombro izquierdo.

Base del cráneo

Para poder trabajar con eficacia en esta área es necesario que cambie de posición. Párese a la altura de la cadera de la receptora con una pierna a cada lado de su cuerpo. Si esto le resultara fatigoso, arrodíllese a horcajadas haciendo que el peso de su cuerpo descanse sobre sus pantorrillas.

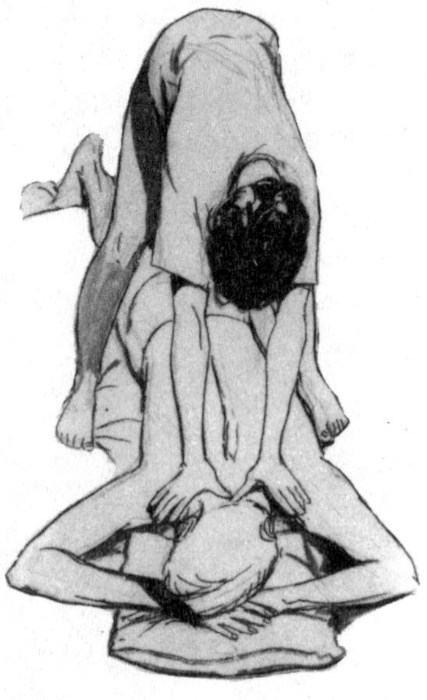

1. Coloque el pulgar derecho en el hundimiento ubicado ligeramente por debajo del occipital en el centro de la nuca. Coloque el pulgar izquierdo sobre la uña del derecho. Presione con fuerza (9 kilogramos). Mantenga la presión durante tres segundos. Descansar.

2. Repita la presión dos veces más. Manténgala durante tres segundos cada vez.

3. Separe las manos y coloque el pulgar izquierdo tres dedos más afuera hacia la izquierda, en el borde inferior del cráneo. Desplace el pulgar derecho tres dedos hacia la derecha. Presione con fuerza (9 kilogramos) con los dos pulgares. Mantenga la presión tres segundos. Descansar.

4. Repita la presión dos veces más. Manténgala tres segundos cada vez.

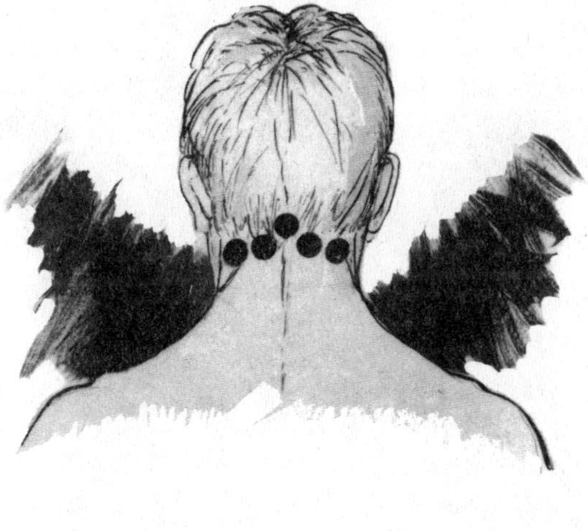

5. Desplace los pulgares otros tres dedos hacia afuera, siguiendo el borde inferior del cráneo. Presione con fuerza (9 kilogramos) durante tres segundos. Descanse

6. Repita la presión dos veces más.

Nuca

Siempre en la misma posición, a horcajadas, coloque el pulgar izquierdo en la parte superior del músculo principal que se extiende desde la nuca hacia abajo. Coloque el dedo pulgar en la parte superior del músculo derecho. Los pulgares deberán quedar en los puntos donde se insertan los músculos de la nuca.

1. Presione con fuerza (9 kilogramos) en ambos puntos. Mantenga la presión tres segundos. Descansar.

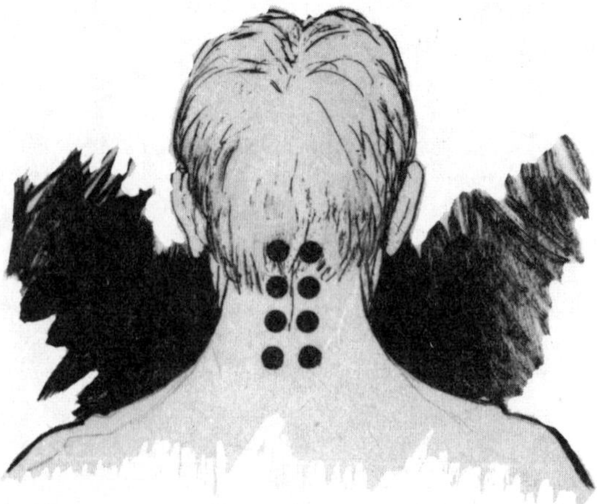

2. Descienda dos traveses de dedo siguiendo el trayecto del músculo. Presione con fuerza (9 kilogramos) con los pulgares centralizados en los músculos. Mantenga la presión tres segundos. Descansar.

3. Continúe descendiendo y presionando con fuerza (9 kilogramos) cada dos dedos. Los puntos finales están en la inserción del músculo a la altura de la nuca.

Tobillos

Cambie de posición para trabajar con los tobillos. Arrodíllese al lado de la rodilla derecha de la receptora de modo tal de quedar mirando hacia el tobillo. Coloque el pulgar izquierdo en la parte externa del talón bien arriba, en el hundimiento entre el hueso de éste y el tendón de Aquiles. Coloque el pulgar derecho en el punto correspondiente del otro lado. Rodee el frente con los demás dedos.

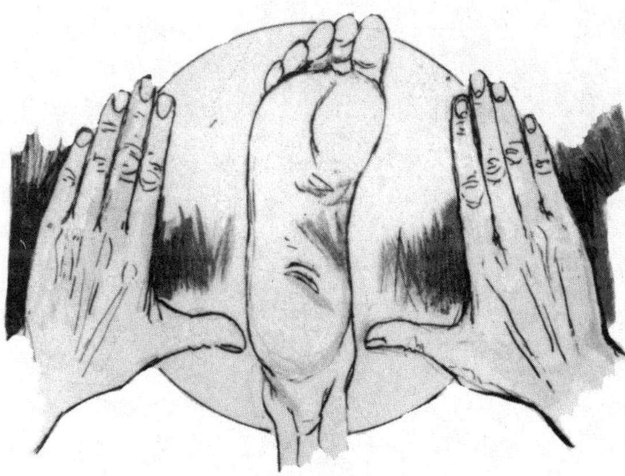

1. Presione moderadamente (7 kilogramos) con ambos pulgares. Mantenga la presión tres segundos. Descansar.

2. Repita la presión durante tres segundos.

3. Descienda con los pulgares por la parte interna del tendón de Aquiles hasta llegar a los maléolos. Presione moderadamente (7 kilogramos). Mantenga la presión tres segundos. Descansar. Vuelva a repetir la presión durante tres segundos.

4. Descienda con los pulgares hasta el otro punto rodeando los maléolos. Presione moderadamente durante tres segundos. Descansar. Repita la presión.

5. Colóquese a la izquierda de la receptora y repita las secuencias en su tobillo izquierdo.

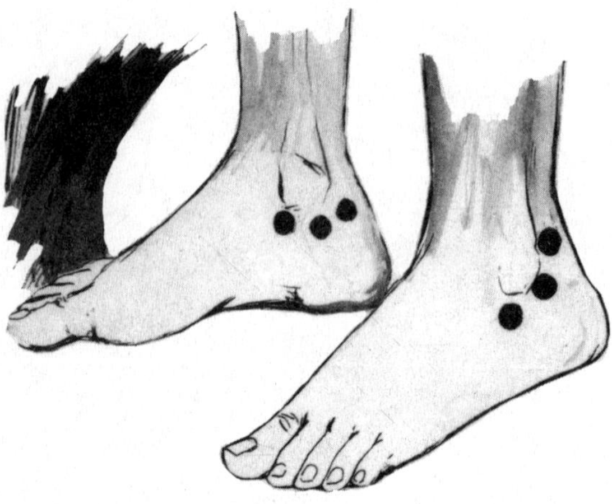

Plantas de los pies

Vuelva a colocarse en posición ante el pie derecho de su compañera. Los puntos de las plantas de cada pie que deben recibir presiones son cuatro. Los primeros tres están en una línea que divide el pie en dos partes iguales. El cuarto está arriba, hacia adentro, en la zona posterior del arco, ligeramente distanciado del primero.

1. Rodee con las manos la parte superior del pie, colocando los pulgares uno al lado del otro frente al centro de la parte carnosa del talón. Presione con fuerza (9 kilogramos) durante tres segundos. Descansar.

2. Descienda por la línea hasta el centro del pie. Presione con fuerza (9 kilogramos) durante tres segundos. Descansar.

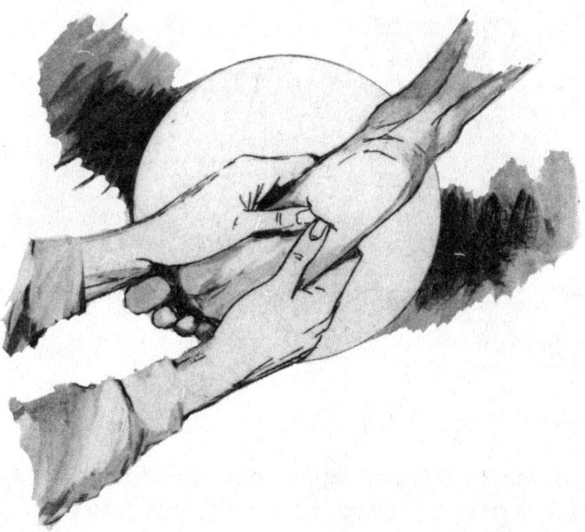

3. Continúe descendiendo por la línea hasta llegar al punto ubicado en la parte central y posterior de la zona carnosa del pie, antes de llegar a los dedos, Presione con fuerza durante tres segundos. Descansar.

4. Cambie las manos y coloque ambos pulgares uno al lado del otro en el punto ubicado en la parte posterior alta del arco. Presione con fuerza durante tres segundos.

5. Colóquese a la izquierda del pie de ese lado de la receptora y repita la secuencia.

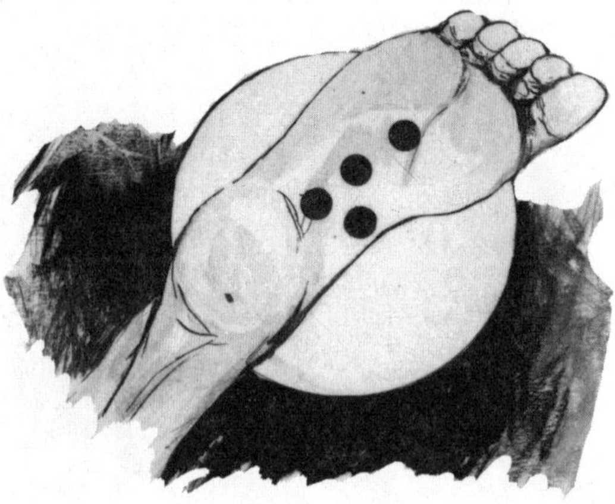

Cuando termine con la planta del pie izquierdo haga que se dé la vuelta y se ponga boca arriba. En esta posición usted le practicará los ejercicios "método japonés" finales para el dolor de cabeza.

Cuello

Arrodíllese a la derecha del torso, de modo tal de llegar con comodidad al cuello sin estirar los brazos. Si bien la ilustración muestra puntos específicos, basta con que los emplee como guía general. Lo que interesa es trabajar bien toda la zona del cuello, comenzando debajo de la mandíbula hasta llegar a la clavícula. Utilice los dedos índice y medio de ambas manos, alternando la derecha y la izquierda.

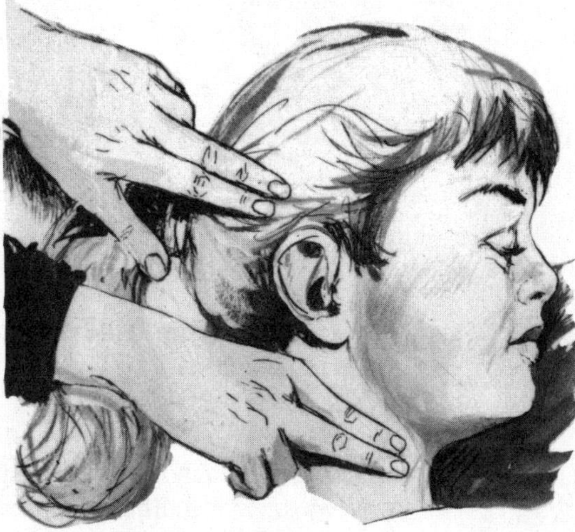

1. Coloque los dedos índice y medio de la mano derecha debajo de la mandíbula, al lado de la parte superior de la tráquea, Presione suavemente (5 kilogramos) en el punto superior de la porción lateral de la tráquea y el músculo. Tenga cuidado de no presionar directamente a ésta sino el músculo. Mantenga la presión dos segundos. Descansar.

2. Coloque los dedos índice y medio de la mano izquierda ligeramente por debajo del punto que acaba de presionar con la derecha. Repita la presión suave.

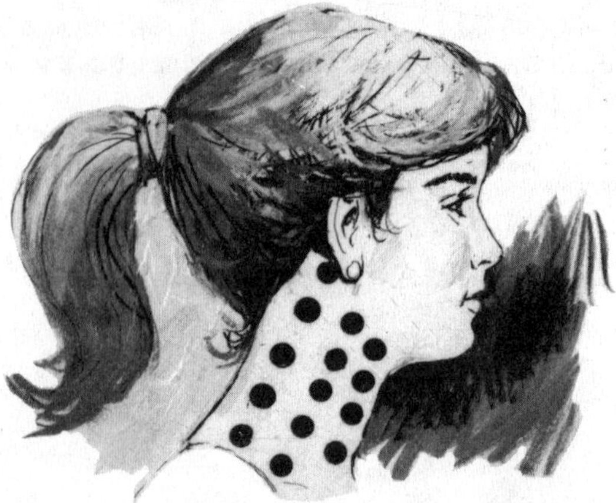

3. Continúe descendiendo a lo largo de la tráquea y alternando las manos para presionar suavemente, hasta llegar a la clavícula.

4. Vuelva a llevar las manos a la parte superior del cuello, debajo de la mandíbula. Repita las presiones, alternando las manos y siguiendo una línea descendente hasta la clavícula.

5. Continúe presionando suavemente (5 kilogramos) a partir de la parte superior del cuello hasta su base, hasta completar el lado derecho.

6. Trasládese al costado izquierdo de la receptora y repita las secuencias en ese lado del cuello.

Sienes

Vuelva a su posición por delante la cabeza. Hay dos puntos a cada lado de ésta. Emplee los dedos índice y medio de cada mano, para trabajar con ambos lados simultáneamente.

1. Presione moderadamente (7 kilogramos) en las depresiones de la sien. Trabaje tres segundos. Descansar.

2. Repita la presión moderada. Manténgala tres segundos. Descansar.

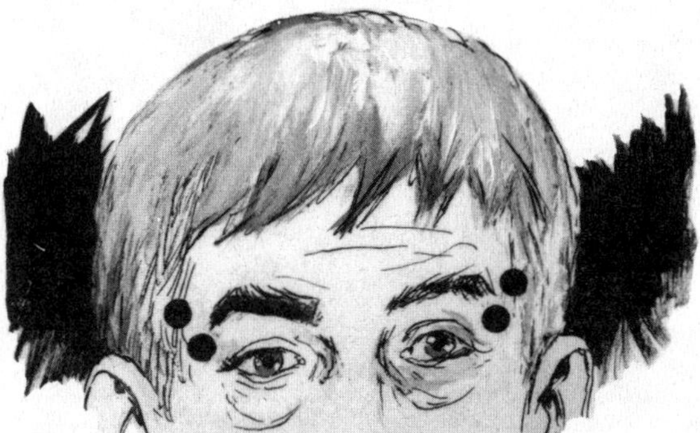

3. Lleve los dedos hasta la línea de implantación del cabello hacia el músculo que se mueve cuando usted aprieta con fuerza los dientes. Presione moderadamente (7 kilogramos) durante tres segundos. Descansar.

4. Repita la presión moderada. Manténgala durante tres segundos.

Ojos

Los puntos que rodean los ojos están en los bordes internos de las órbitas. Emplee los dedos índices de cada mano para trabajar simultáneamente con ambos ojos.

1. Coloque los índices en la cuenca de las órbitas superiores, lo más cerca posible de la nariz.

2. Presione suavemente (5 kilogramos) directamente tres segundos en el borde interno de las cuencas orbitarias. Descansar.

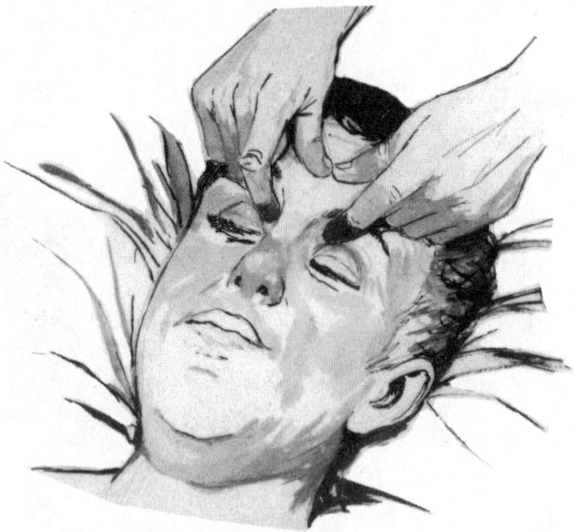

3. Desplace los índices un dedo hacia afuera, manteniéndolos siempre en el borde interno de las cuencas de las órbitas. Repita la presión suave durante tres segundos. Descansar.

4. Continúe las presiones a distancia de un dedo, siguiendo los huesos de la órbita, hasta completar los puntos que rodean la parte superior de los ojos.

5. Si fuera necesario, cambie de posicion para poder alcanzar los puntos ubicados en las cuencas orbitarias inferiores. Arrodíllese cerca de la cintura de la receptora.

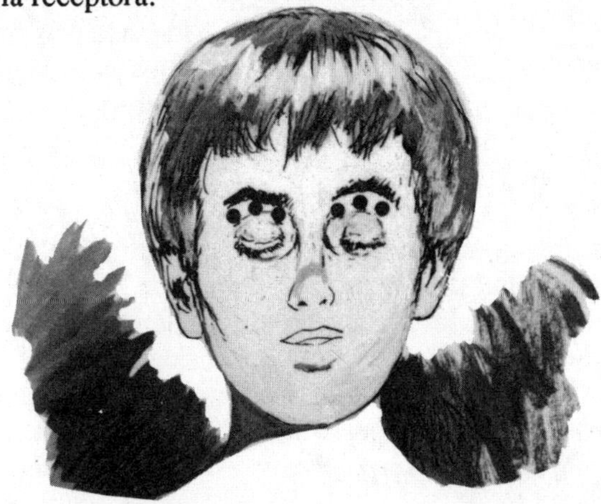

6. Presione suavemente (5 kilogramos) directamente sobre el borde interno del hueso contiguo a la nariz. Mantenga la presión tres segundos. Descansar.

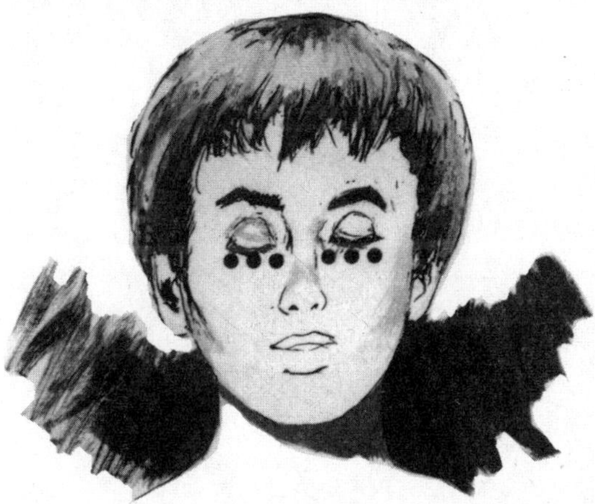

7. Haga avanzar sus índices presionando a un dedo de distancia. Emplee presión suave durante tres segundos. Descansar.

8. Continúe presionando con espacios de un dedo, hasta completar los puntos que rodean los ojos en sus bordes inferiores.

Ejercicios finales

Haga que la receptora acostada en el piso extienda sus brazos a ambos lados de la cabeza. Tómela de las manos y tire suavemente, estirándole los brazos. Al mismo tiempo, ella deberá inhalar por la nariz, llenando bien los pulmones de aire mientras estira las piernas y los dedos de los pies. Sosténgala un momento y luego afloje la tensión en sus manos, mientras ella exhala lentamente por la boca y relaja todo el cuerpo. Repita este ejercicio seis veces.

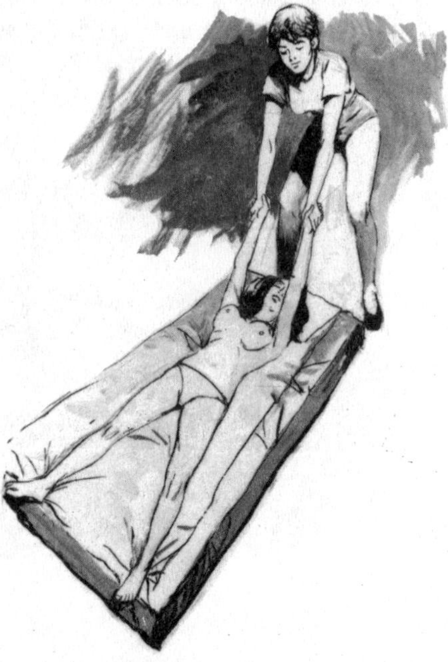

TORTICOLIS Y HOMBROS DOLORIDOS

Parte superior de la cabeza y de la nuca

Coloque juntos los dedos índice y medio de ambas manos, en la parte superior de la coronilla.

1. Presione con fuerza (9 kilogramos) durante tres segundos. Descansar. Repita la presión.

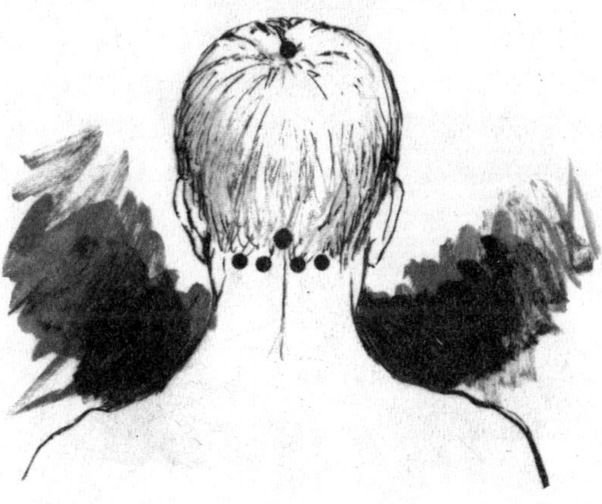

2. Lleve las manos hacia abajo, hasta el hueco ubicado en el centro de la base del cráneo, por debajo del occipital. Presione fuertemente con los dedos índice y medio de ambas manos. Mantenga la presión durante tres segundos. Descansar.

3. Separe las manos y coloque los dedos índice y medio de cada una de ellas a dos dedos de distancia de la anterior presión, por debajo del occipital. Comprima con fuerza (9 kilogramos) durante tres segundos. Descansar.

4. Desplace las manos dos dedos más hacia afuera, siempre siguiendo el borde inferior del cráneo. Repita la presión fuerte.

Nuca

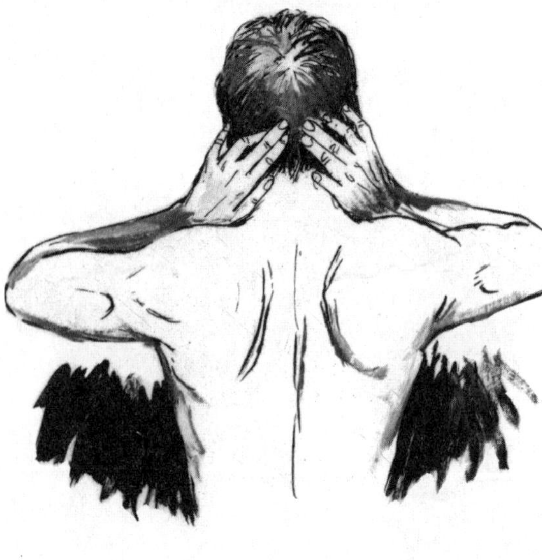

Coloque los dedos índice y medio de cada mano en la inserción de los músculos grandes que descienden por la nuca hasta el hombro. Coloque los dedos de la mano izquierda en la parte superior del músculo de ese lado y los de la derecha en el punto correspondiente al lado derecho.

1. Presione con fuerza (9 kilogramos) en ambos puntos, simultáneamente, durante tres segundos. Descansar.

2. Descienda hasta llegar hasta la mitad del trayecto muscular, y repita la presión fuerte. Descansar.

3. Descienda hasta la parte inferior del músculo, donde el cuello limita con el hombro. Repita la presión fuerte una vez más.

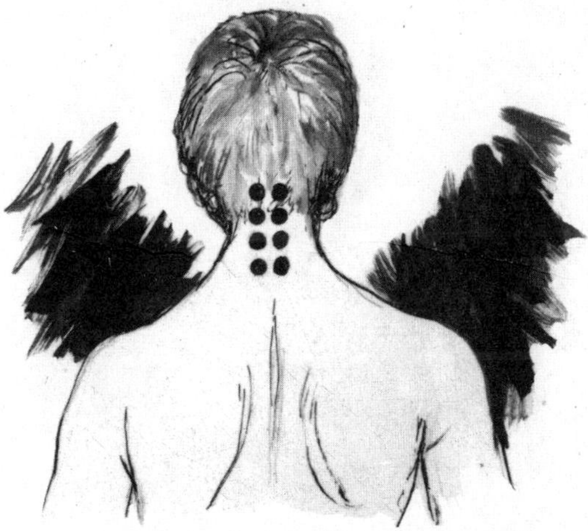

Hombros

Busque el punto ubicado en la región superior del hombro derecho, utilizando para ello los dedos índice y medio de la mano izquierda. El punto se encuentra a mitad de camino entre la base del cuello y el borde del hombro. Palpe ligeramente hacia la parte posterior del músculo del hombro. Cuando palpe el lugar más sensible habrá llegado al punto que busca.

1. Presione con fuerza (9 kilogramos) durante tres segundos. Descansar.

2. Busque el punto correspondiente en el hombro izquierdo, utilizando para ello los dedos de la mano derecha. Repita la presión fuerte durante tres segundos.

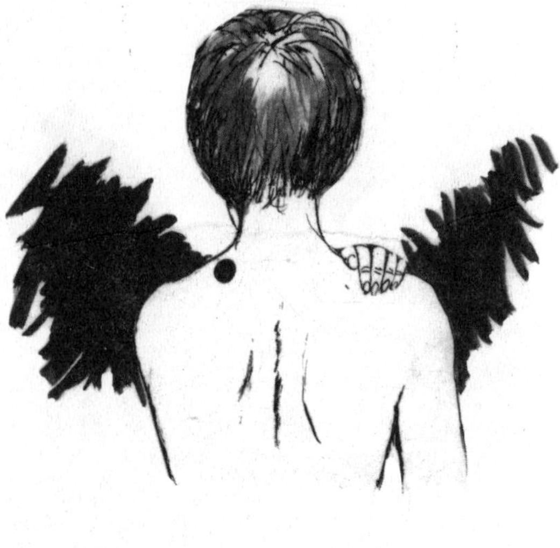

Región superior de la espalda y omóplatos

Pase la mano izquierda por encima del hombro derecho y llévela lo más abajo posible hacia la columna. Coloque los dedos índice, medio y anular de la mano derecha cerca de la columna, de modo tal que el índice quede al lado de las vértebras.

1. Presione con fuerza (9 kilogramos) durante tres segundos. Descansar.

2. Desplace las manos dos traveses de dedo hacia arriba, siguiendo la línea que conduce al hombro. Repita la presión fuerte durante tres segundos. Descansar.

3. Continúe ascendiendo cada dos dedos en la misma línea, y presionando con fuerza (9 kilogramos) en los puntos señalados.

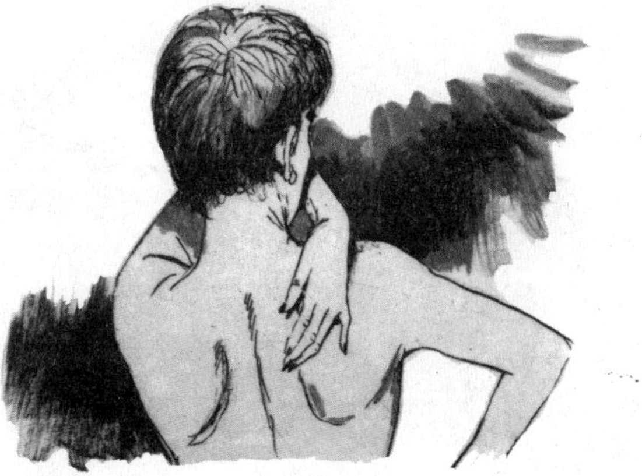

4. Lleve la mano izquierda por sobre el hombro derecho, y coloque los dedos índice, medio y anular en el lado izquierdo del borde superior del omóplato, en su ángulo interno. Presione con fuerza durante tres segundos.

5. Lleve la mano derecha por sobre el hombro izquierdo y trate de llegar lo más abajo posible cerca de la columna. Repita la primera secuencia (pasos 1 a 3) en el lado izquierdo de la parte superior de la espalda.

6. Lleve la mano derecha por encima del hombro izquierdo y repita la segunda secuencia (paso 4) en el punto correspondiente del omóplato izquierdo.

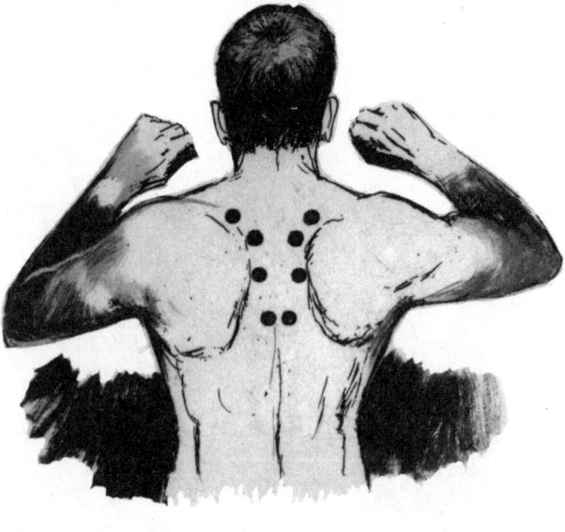

Región anterior y laterales del cuello

Emplee los dedos índice y medio de ambas manos, para aplicar el "método japonés" en los puntos del cuello. Utilice la mano izquierda para ese lado del cuello, y la mano derecha para la zona derecha. Si bien la ilustración muestra los puntos específicos, ellos se ofrecen solamente como guía general. Se trabajará con toda la superficie del cuello aplicándole presión suave. Presione simultáneamente los puntos correspondientes a ambos lados.

1. Coloque los dedos índice y medio de la mano derecha por debajo de la mandíbula, en la parte superior de la línea formada por el músculo del cuello y la tráquea. Haga lo mismo con la mano izquierda en la región izquierda. Presione suavemente (5 kilogramos) durante dos segundos. Descansar.

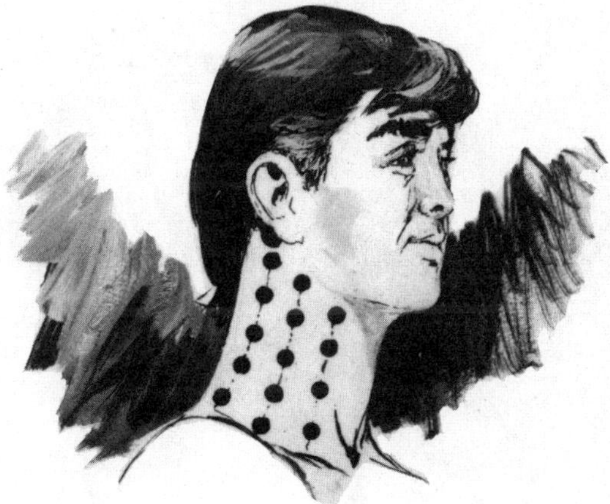

2. Descienda ligeramente con los dedos y repita la presión. Descansar.

3. Continúe descendiendo por la línea hasta llegar a la clavícula, aplicando presiones suaves durante dos segundos en cada punto.

4. Vuelva a llevar las manos a la parte superior del cuello y repita las presiones, siguiendo la trayectoria muscular desde el cuello hasta la clavícula, y complete ambos lados del cuello.

Brazos y hombros

El primer punto de esta última secuencia está ubicado en la zona profunda de la axila. Hay, además, tres puntos en la parte externa del brazo comenzando arriba, muy cerca del hombro y, finalmente, otros tres que descienden diagonalmente desde la clavícula hacia la axila.

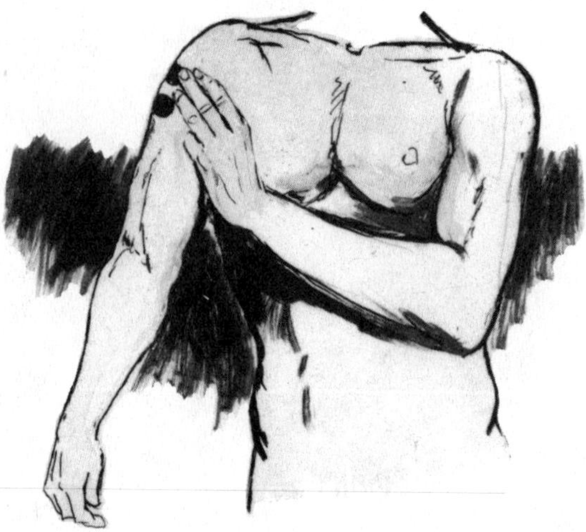

1. Levante el brazo derecho y coloque el pulgar izquierdo en la parte profunda de la axila. Presione con fuerza (9 kilogramos) durante dos segundos. Descansar.

2. Coloque los dedos índice y medio de la mano izquierda en la parte superior del borde externo del hombro derecho. Presione con fuerza (9 kilogramos) durante dos segundos. Descansar.

3. Descienda dos traveses de dedo, siguiendo la parte externa del hombro. Repita la presión durante dos segundos. Descansar.

4. Descienda otros dos dedos y repita la presión.

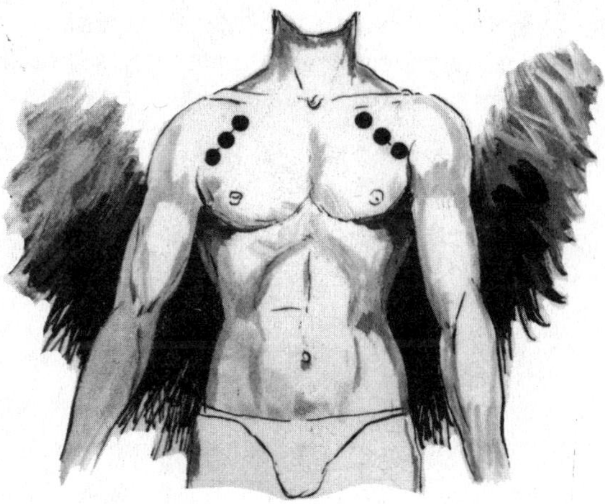

5. Coloque los dedos índice y medio de la mano izquierda en la zona subclavicular. Presione con fuerza (9 kilogramos) durante dos segundos. Descansar.

6. Desplace los dedos en sentido diagonal, siguiendo la región subclavicular hacia la axila, y repita la presión fuerte. Descansar.

7. Vuelva a descender dos traveses de dedo hacia la axila y repita la presión fuerte.

8. Cambie de mano y repita la secuencia (pasos 1 a 7) en aquellos puntos correspondientes al lado izquierdo.

Ejercicios finales

Descanse un momento una vez finalizado el "método japonés" autoaplicado. Siéntese en su silla e inhale por la nariz, llenando los pulmones de aire. Mantenga el aire durante tres segundos y luego exhale lentamente por la boca. Repita este ejercicio por lo menos seis veces.

EL METODO APLICADO A OTRA PERSONA

Parte superior de la cabeza y puntos del área central de los hombros

Comience esta secuencia estando la receptora acostada boca abajo. Arrodíllese ante su cabeza lo suficientemente cerca como para poder alcanzar la parte superior de sus hombros en donde están situados dos puntos. El primero está en la coronilla.

1. Coloque el pulgar derecho en el punto ubicado en la parte superior de la coronilla y el izquierdo sobre el pulgar derecho. Presione con fuerza (9 kilogramos) durante tres segundos, en dirección hacia la columna. Descansar.

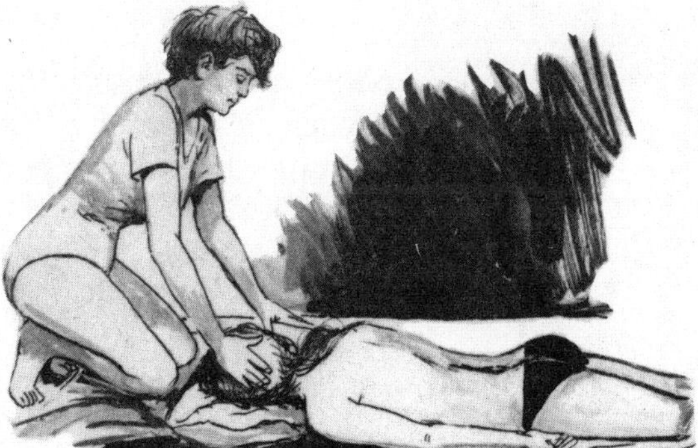

2. Extienda el brazo izquierdo y coloque el pulgar en el centro de la parte superior del hombro derecho. El punto del hombro se encuentra a cuatro dedos hacia afuera de la base del cuello. Está al lado de la protuberancia ósea del hombro y ligeramente hacia atrás de ella. Coloque el pulgar derecho sobre la uña del izquierdo, y presione con fuerza (9 kilogramos) durante tres segundos. Descansar. Repita la presión.

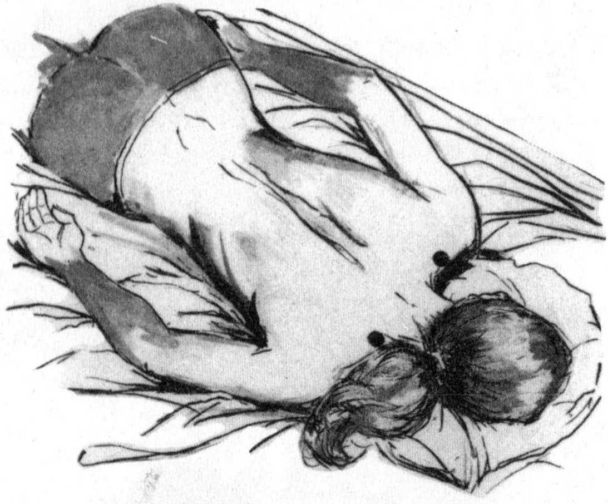

3. Cambie de posición ubicándose ante el hombro izquierdo del sujeto. Coloque el pulgar derecho en el punto correspondiente deese hombro, y el pulgar izquierdo sobre la uña del derecho. Presione con fuerza (9 kilogramos) durante tres segundos. Descansar. Repita la presión.

Base del cráneo

Párese o arrodíllese a horcajadas, de modo tal que le sea posible alcanzar con facilidad el cuello de la receptora, y coloque los pulgares uno al lado del otro en la parte superior central de la nuca, por debajo del occipital.

1. Presione con fuerza durante tres segundos. Descansar.

2. Desplácese dos dedos hacia la derecha, siempre por debajo del borde inferior del cráneo y repita la presión fuerte (9 kilogramos).

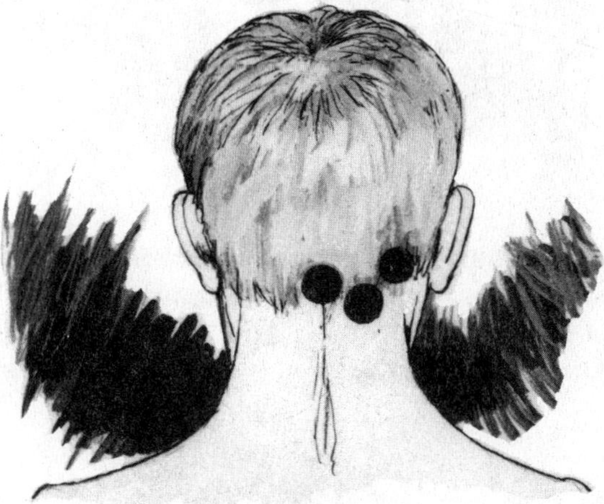

3. Vuelva a desplazarse dos dedos hacia la derecha, siguiendo el borde inferior del cráneo. Presione con fuerza.

4. Desplácese ahora hacia la izquierda, a dos dedos del centro de la base del cráneo. Presione con fuerza (9 kilogramos) con ambos pulgares. Mantenga la presión tres segundos. Descansar.

5. Continúe desplazándose otros dos dedos hacia la izquierda, siguiendo el borde inferior del cráneo. Repita la presión fuerte.

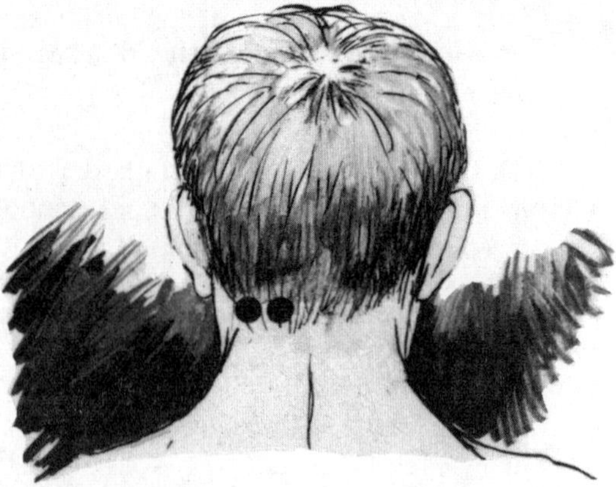

Nuca

Separe las manos y coloque los pulgares en la parte superior de los músculos principales que descienden por la nuca. Coloque el pulgar izquierdo en la parte superior del músculo izquierdo, debajo del occipital, y el pulgar derecho en el punto correspondiente a este lado.

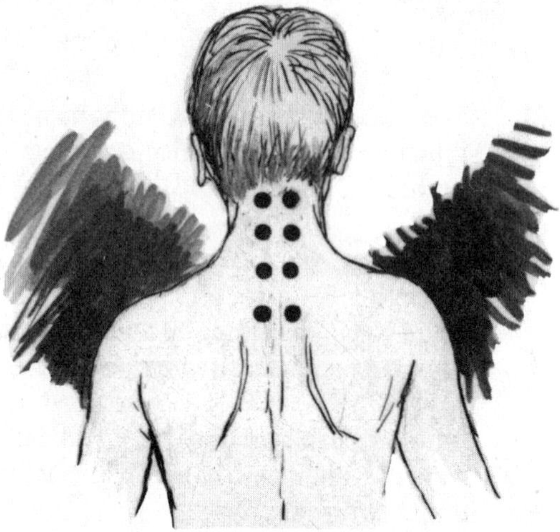

1. Presione con fuerza (9 kilogramos) simultáneamente, en ambos puntos, durante tres segundos. Descansar.

2. Descienda dos dedos, siguiendo el trayecto del músculo. Repita la presión fuerte. Descansar.

3. Continúe descendiendo en la misma línea, presionando fuerte (9 kilogramos) a distancia de dos dedos, para terminar en la inserción de los músculos, a la altura de los hombros.

Parte superior de la espalda

Siempre en la misma posición, a horcajadas, coloque el pulgar izquierdo inmediatamente a la derecha de la columna vertebral, un poco por debajo de la apófisis vertebral que sobresale por debajo del occipital. Coloque el pulgar derecho dos dedos más hacia afuera, a la derecha, siguiendo la misma línea.

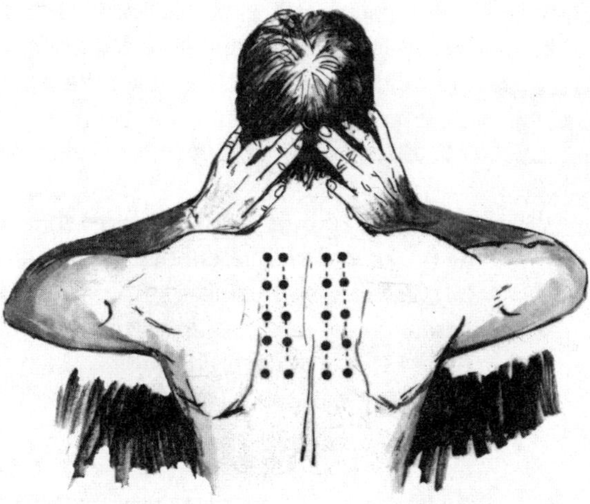

1. Presione moderadamente (7 kilogramos) con ambos pulgares, durante tres segundos. Descansar.

2. Descienda dos traveses de dedo en línea recta hacia abajo y repita la presión moderada con los dos pulgares. Descansar.

3. Continúe descendiendo por el lado derecho de la columna, siempre de a dos dedos, hasta llegar a la altura del centro del omóplato.

4. Vuelva a la parte superior de la columna y coloque el pulgar derecho inmediatamente a la izquierda de ésta, apenas por debajo de la apófisis vertebral ubicada en la base del cuello, y el pulgar izquierdo a dos dedos a la izquierda del anterior. Siga las secuencias anteriores (pasos 1 a 3) hasta llegar a un punto a la altura del centro del omóplato.

Omóplatos y articulaciones

El punto de los omóplatos está inmediatamente por debajo del reborde que se extiende por la parte superior de los omóplatos, en el ángulo más cercano a la columna vertebral. El punto de las articulaciones se encuentra en el ángulo que forma el hombro con el húmero. Presione primero los puntos del lado derecho y después los del izquierdo.

1. Coloque el pulgar izquierdo por debajo del reborde del omóplato derecho, en el ángulo cercano a la columna. Al mismo tiempo, tome el hombro derecho con la mano de ese lado. Presione con fuerza (9 kilogramos) durante tres segundos con el pulgar izquierdo. Descansar.

2. Coloque ahora el pulgar izquierdo en el ángulo formado por el omóplato y el húmero. Continúe comprimiendo el hombro con la mano derecha.

Presione con fuerza (9 kilogramos) con el pulgar izquierdo.

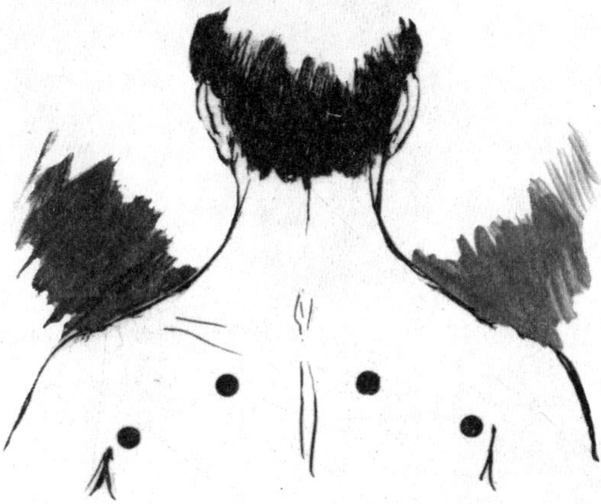

3. Cambie de manos y repita las presiones en los puntos correspondientes al lado izquierdo.

Nuca

Esta secuencia, y todas las que siguen, cubren las zonas del cuello y de los hombros. Complételas primero en el lado derecho, y después colóquese a la izquierda de la receptora y repítalas en el izquierdo.

Haga que se dé vuelta y quede boca arriba. Arrodíllese a la derecha de su torso. Debe poder alcanzar el cuello de la receptora con comodidad, sin necesidad de estirar los brazos. Si bien en la ilustración se muestran los puntos específicos, basta con que los tenga como guía general. Lo que interesa es cubrir toda la zona del cuello. Preocúpese por trabajar en toda esta región, comenzando por debajo de la mandíbula y descendiendo hasta la clavícula. Utilice los dedos índice y medio de ambas manos, alternando la derecha con la izquierda.

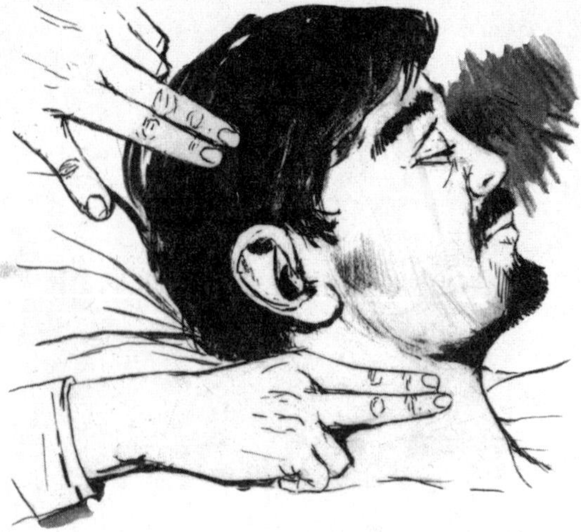

1. Coloque los dedos índice y medio de la mano derecha, por debajo de la mandíbula al lado de la parte superior de la tráquea. Presione suavemente (5 kilogramos) en el punto superior de una línea cercana a la tráquea y el músculo. Tenga cuidado de no presionar en la tráquea sino en el músculo. Mantenga la presión dos segundos. Descansar.

2. Coloque los dedos índice y medio ligeramente por debajo del punto que acaba de presionar con la mano derecha. Repita la presión.

3. Continúe descendiendo al lado de la tráquea, siempre en línea recta y alternando las manos, con las cuales presionará suavemente hasta llegar a la clavícula.

4. Vuelva a llevar las manos a la parte superior del cuello, debajo de la mandíbula. Repita las presio-

nes, alternando las manos, siguiendo una línea descendente hasta la clavícula.

5. Continúe las presiones suaves (5 kilogramos), desde la parte superior del cuello hasta su base, cubriendo todo el lado derecho.

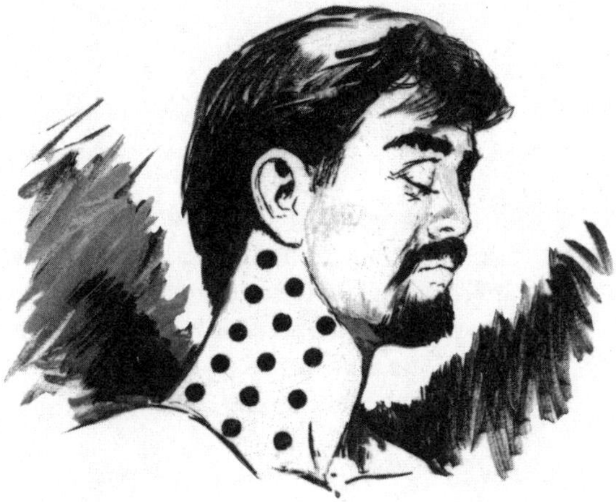

Axila y hombro

El primer punto de esta secuencia está en la parte más profunda de la axila. Hay, además, tres puntos que forman una línea diagonal en la parte anterior del hombro. Y, finalmente, otros tres que corren de arriba hacia abajo a partir del extremo superior del hombro.

1. Tome la parte superior del hombro de la receptora con su mano izquierda, y coloque el pulgar derecho en lo más profundo de la axila. Presione con fuerza (9 kilogramos), durante dos segundos. Descansar. Repita la presión.

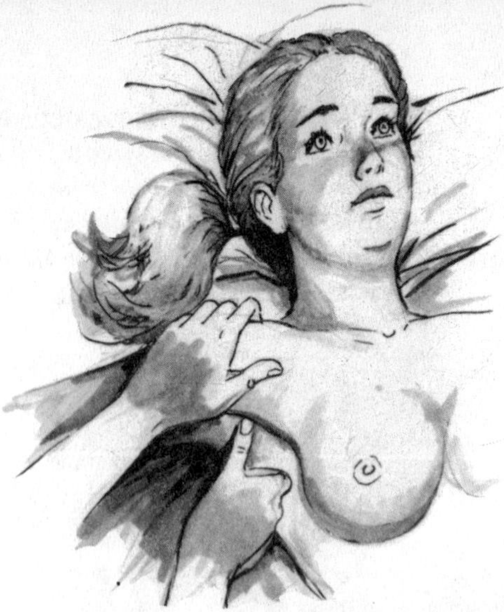

2. Coloque el pulpejo de su dedo medio derecho sobre la uña del índice. Continúe comprimiendo el hombro y coloque los dedos en el hueco ubicado por debajo del reborde externo de la clavícula. Presione con fuerza (9 kilogramos) durante dos segundos. Descansar.

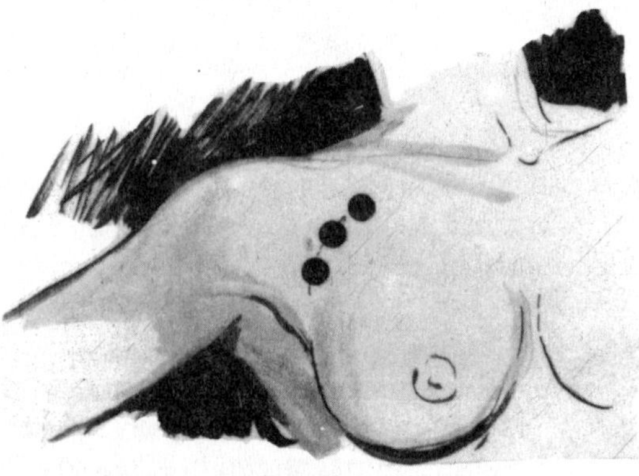

3. Desplácese dos traveses de dedo en sentido diagonal hacia afuera y abajo, en dirección a la axila, y repita la presión fuerte. Descansar.

4. Desplácese otros dos dedos en dirección a la axila, y repita la presión fuerte.

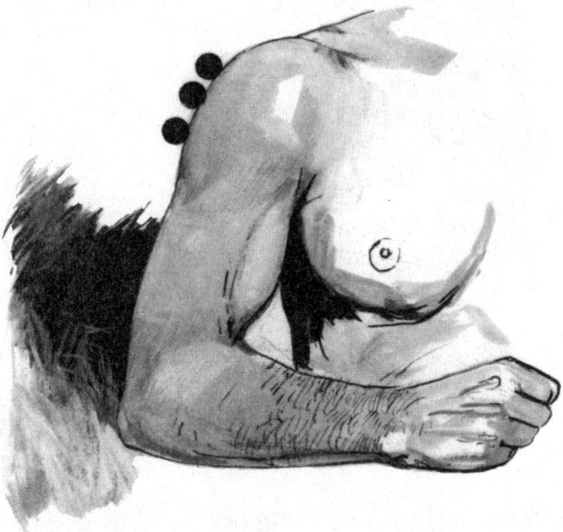

5. Coloque los pulgares uno al lado del otro en la parte superior externa del hombro. Rodee el brazo con sus manos, con los dedos flexionados alrededor de la axila. Presione con fuerza (9 kilogramos) durante dos segundos. Descansar. Repita la presión.

6. Desplace los pulgares dos traveses de dedo hacia abajo, en la parte superior externa del brazo. Repita la presión fuerte. Descansar. Repita la presión.

7. Desplace los pulgares otros dos traveses de dedo hacia abajo y repita la presión. Descansar. Repita la presión.

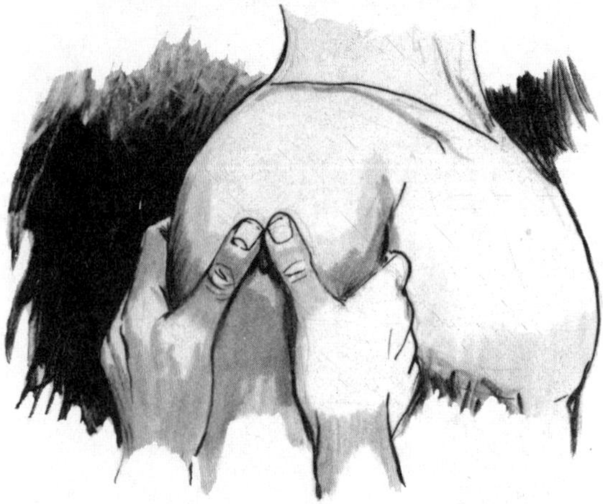

Cambie de posición arrodillándose a la izquierda del torso de la receptora. Repita la secuencia del cuello y de la axila y hombro, en los puntos correspondientes a este lado.

Ejercicios finales

Haga que, acostada en el suelo, extienda los brazos a los lados de la cabeza. Tómela de las manos con fuerza y traccione suavemente, estirándole los brazos. Indíquele que, simultáneamente, inhale por la nariz y llene bien los pulmones de aire, mientras estira las piernas y los dedos de los pies. Sosténgala un momento y luego afloje la tensión de sus manos, mientras ella exhala lentamente por la boca y relaja todo el cuerpo. Repita el ejercicio seis veces.

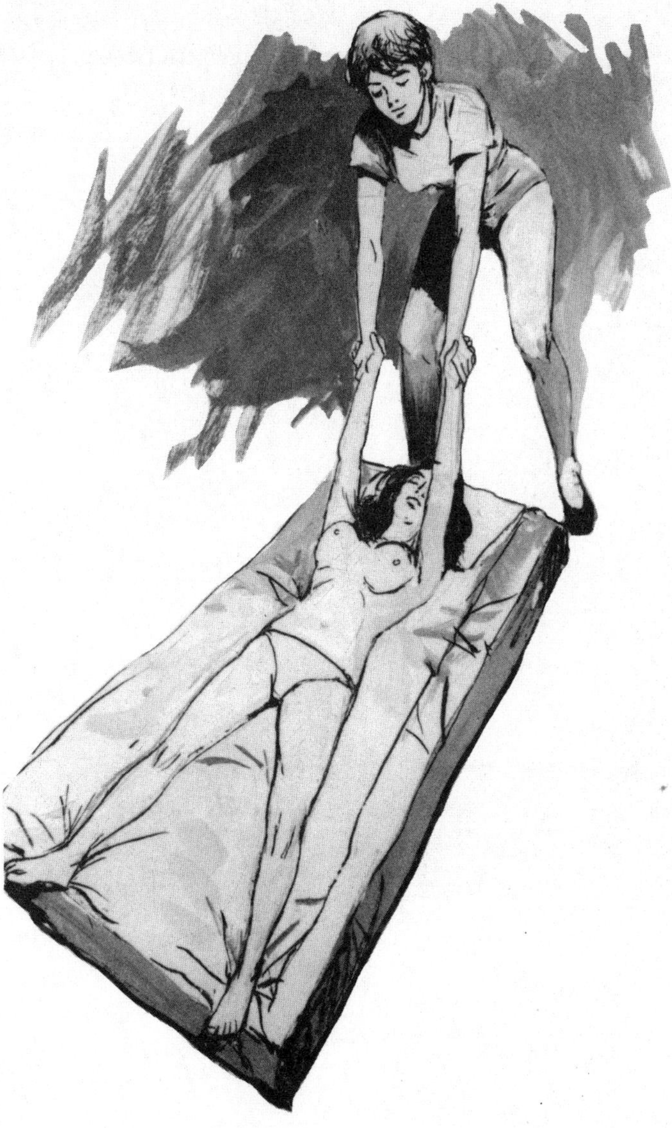

CURACION DEL LUMBAGO

Estos ejercicios los practicará mientras usted está sentada en una silla.

Cintura

Siéntese en la parte anterior de la silla, de modo tal que le sea posible llegar a las zonas laterales de la columna vertebral. Los puntos de la cintura ascienden desde la zona musculosa de los glúteos, en el medio de las nalgas, hasta la parte más alta a los costados de la columna que pueda alcanzar con las manos. La secuencia termina con un par de puntos por encima de la cintura. Presione simultáneamente los puntos correspondientes de cada lado.

1. Coloque los dedos índice, medio y anular de ambas manos en las nalgas, al terminar la columna, con el anular de cada mano un dedo a cada lado de aquélla. Presione con fuerza (9 kilogramos) durante tres segundos. Descansar.

2. Desplace las manos dos traveses de dedo más arriba, siguiendo la misma línea y repita la presión fuerte. Descansar.

3. Continúe desplazándose a lo largo de la columna a distancia de dos dedos. Presione con fuerza en cada punto durante tres segundos. Mantenga el anular de cada mano a un dedo de la columna vertebral.

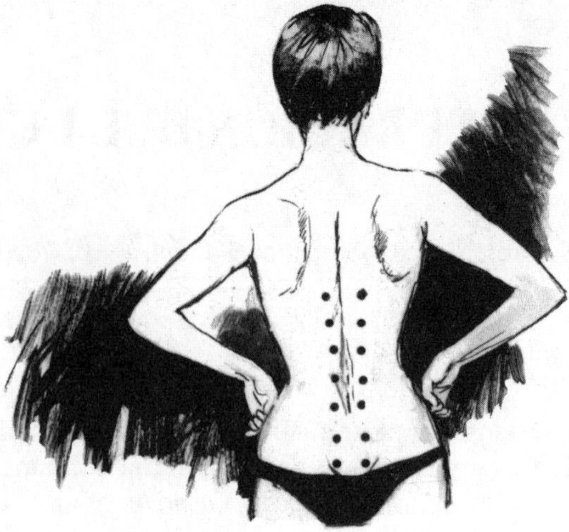

4. Repita esta secuencia (pasos 1 a 3) dos veces más.

5. Descanse los dedos en la parte superior y posterior de los coxales, y extienda los pulgares hacia la columna, a la altura de la cintura. Coloque cada pulgar a tres dedos del centro de la columna, a la altura de la cintura.

6. Presione con fuerza (9 kilogramos), con ambos pulgares, simultáneamente, durante tres segundos. Descansar.

7. Repita esta presión por lo menos dos veces más. Por lo general éste es el punto más tenso; presione, pues, aquí, hasta que sienta su relajación.

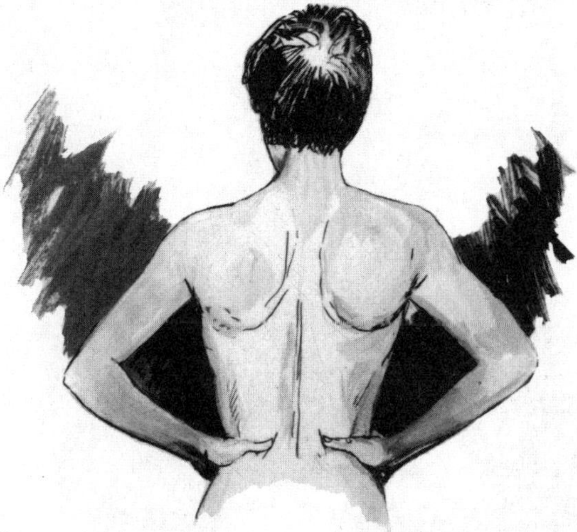

Abdomen

Si ello es factible, ahora puede acostarse. El relajamiento es mayor así y puede presionar con más fuerza. Si no le es posible acostarse, quédese sentada, pero apóyese en el respaldo de la silla. Los puntos del abdomen corren verticalmente en tres líneas. La primera desciende por el centro de aquél; las otras dos (un par) corren paralelas a ella, a cada lado del tronco.

1. Coloque los dedos índice, medio y anular de ambas manos, uno al lado del otro, inmediatamente por debajo del centro de la caja torácica. Presione moderadamente (7 kilogramos), durante tres segundos. Descansar.

2. Desplácese dos traveses de dedo, siguiendo hacia abajo la línea central y repita la presión moderada. Descansar.

3. Continúe descendiendo de a dos dedos, presionando moderadamente durante tres segundos en cada punto, hasta llegar a la parte superior del pubis.

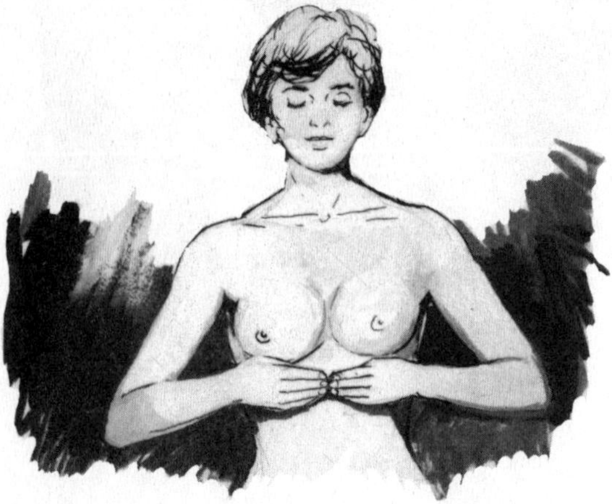

4. Coloque las manos por debajo del reborde costal, en línea recta hacia los pezones. Presione moderadamente (7 kilogramos) con ambas manos, durante tres segundos. Descansar.

5. Desplace las manos en línea recta hacia abajo hasta llegar a mitad de camino entre el punto anterior y la cintura. Repita la presión moderada. Descansar.

6. Continúe descendiendo hasta llegar a la cintura. Repita la presión moderada. Descansar.

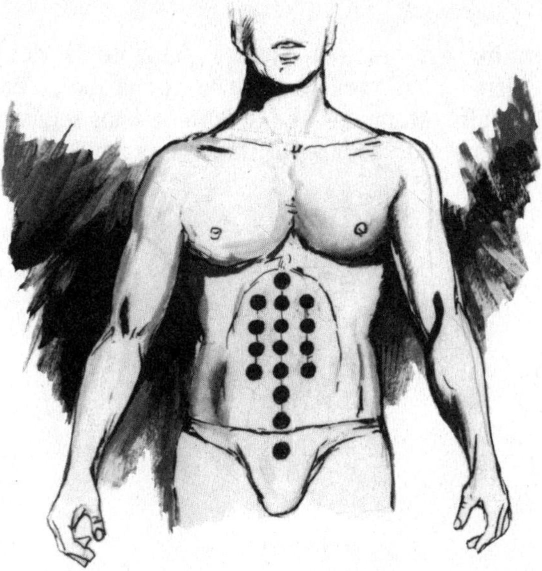

7. Baje hasta el punto ubicado a mitad de camino entre la cintura y el pubis. Presione moderadamente (7 kilogramos) dos veces más durante tres segundos cada vez.

8. Lleve las manos al punto correspondiente a la región izquierda del abdomen y repita la secuencia (pasos 4 a 7) en los puntos del lado izquierdo.

9. Coloque las palmas de las manos en el abdomen. Presione con suavidad (5 kilogramos), simultáneamente, con ambas palmas. Muévalas de modo de cubrir todo el abdomen con presiones leves. Concéntrese en aquellas zonas en las cuales los músculos parezcan más tensos y continúe hasta relajarlos.

Ejercicios finales

Al terminar este "método japonés" autoaplicado descanse unos minutos. Siéntese en su silla e inhale por la nariz, llenando los pulmones de aire. Mantenga el aire durante unos segundos y luego exhale lentamente por la boca. Repita este ejercicio por lo menos seis veces.

CURACION DEL LUMBAGO APLICADO A OTRA PERSONA

Región inferior de la columna

La receptora deberá estar acostada en el suelo, boca abajo, sobre una frazada doblada, con la cabeza descansando en sus manos apoyadas en una toalla, también doblada. Colóquese con una pierna a cada lado de ella, de modo de alcanzar con facilidad la parte inferior de su columna. Si hace correr sus dedos por la columna vertebral, notará los espacios intervertebrales. La presión se aplica en estos espacios, alternando los pulgares, y se practica desde arriba de la cintura hasta el cóccix. Presione con los brazos extendidos, haciendo que el peso de su torso se trasmita mediante sus pulgares.

1. Coloque el pulgar derecho en el espacio ubicado a cuatro o cinco dedos por arriba de la cintura. Presione moderadamente (7 kilogramos) durante tres segundos.

2. Coloque el pulgar izquierdo en el espacio intervertebral que sigue hacia abajo. Repita la presión moderada. Descansar.

3. Continúe descendiendo por la columna hasta llegar al cóccix. Siempre alternando los pulgares, aplique presión moderada en cada punto.

4. Repita la secuencia que antecede (pasos 1 a 3) dos veces más.

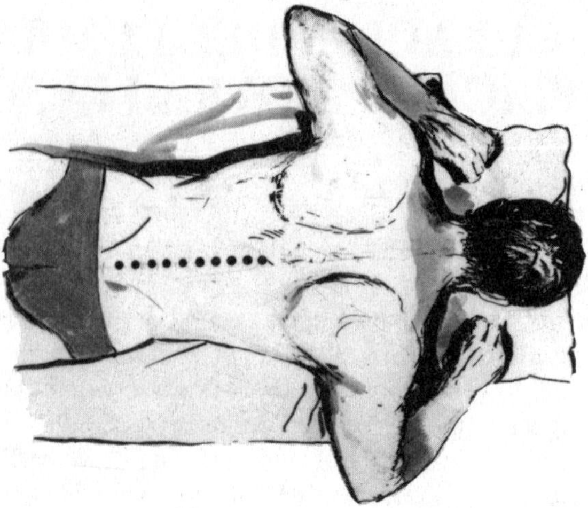

Regiones laterales de la columna

Sin cambiar su posición, coloque el pulgar izquierdo inmediatamente a la derecha de la columna, a cinco dedos por arriba de la cintura. Coloque el pulgar derecho dos dedos más hacia la derecha.

1. Presione moderadamente (7 kilogramos) con ambos pulgares, durante tres segundos. Descansar.

2. Descienda dos traveses de dedo en línea recta, a lo largo de la columna. Repita la presión. Descansar.

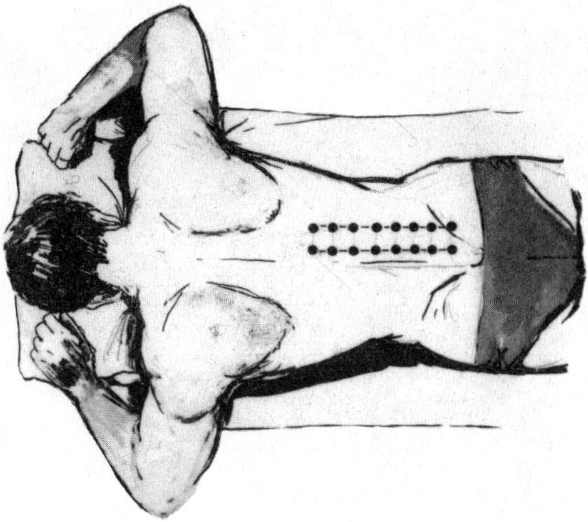

3. Continúe descendiendo a los lados de la columna, a distancia de dos dedos. Presione moderadamente (7 kilogramos), durante tres segundos en cada punto, descanse y continúe hasta terminar en un punto en la parte media de los glúteos.

4. Repita la secuencia que antecede (pasos 1 a 3) dos veces más.

5. Trasládese a la derecha de la receptora. Coloque la extremidad del pulgar izquierdo sobre la uña del derecho, en un punto de la cintura ubicado por arriba del trayecto muscular que corre paralelo a la columna. Presione con fuerza (9 kilogramos) hacia la columna. Descansar.

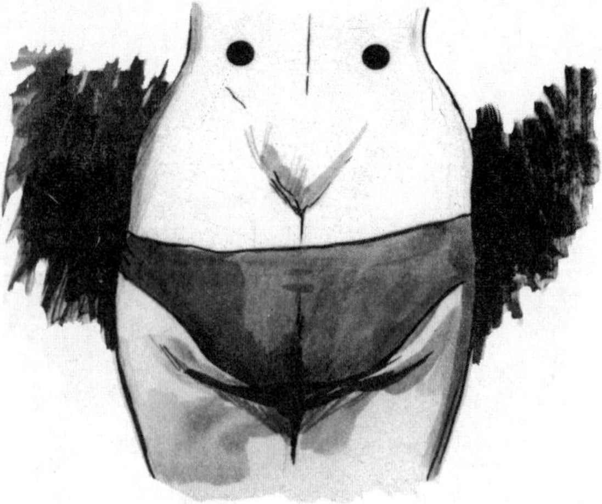

6. Repita la presión por lo menos dos veces más. Este es, por lo general, el punto más tenso; repita, pues, la presión hasta que sienta un relajamiento de la tensión.

7. Vuelva a su posición con una pierna a cada lado de la receptora, y coloque el pulgar derecho inmediatamente a la izquierda de la columna, a cuatro o cinco dedos de la cintura. Coloque el pulgar izquierdo dos dedos más hacia la izquierda. Repita la primera secuencia (pasos 1 a 4) en los puntos que siguen en línea descendente, paralela a la columna.

8. Trasládese a la izquierda de la receptora y repita la segunda secuencia (pasos 5 y 6) en los puntos correspondientes a la zona izquierda de la cadera-cintura.

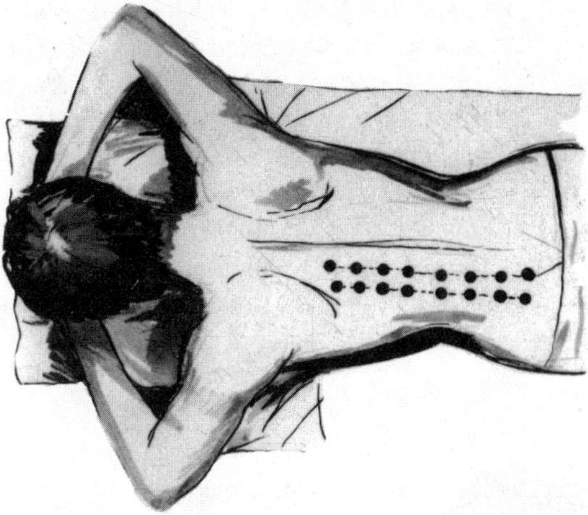

Abdomen

Haga que su compañera se dé la vuelta y quede boca arriba. Arrodíllese al lado de su cadera izquierda, de manera tal de alcanzar su abdomen desde el reborde costal hasta la parte superior de las piernas. Los puntos del abdomen se extienden a lo largo de tres líneas verticales desde el reborde costal hasta donde comienzan las piernas.

1. Coloque ambos pulgares, uno al lado del otro, inmediatamente por debajo del centro de la caja torácica. Presione moderadamente (7 kilogramos) durante tres segundos. Descansar.

2. Descienda dos traveses de dedo por la línea central y repita la presión moderada. Descansar.

3. Continúe descendiendo por la línea, a distancia de dos dedos, aplicando presión moderada durante tres segundos en cada punto, hasta llegar a la parte superior del pubis.

4. Separe los pulgares y coloque uno a la altura de cada pezón, por debajo del reborde costal. Presione moderadamente (7 kilogramos), de manera simultánea en ambos lados, durante tres segundos. Descansar.

5. Desplace ambos pulgares en línea recta hacia abajo, hasta llegar a mitad de camino de la cintura. Repita la presión moderada. Descansar.

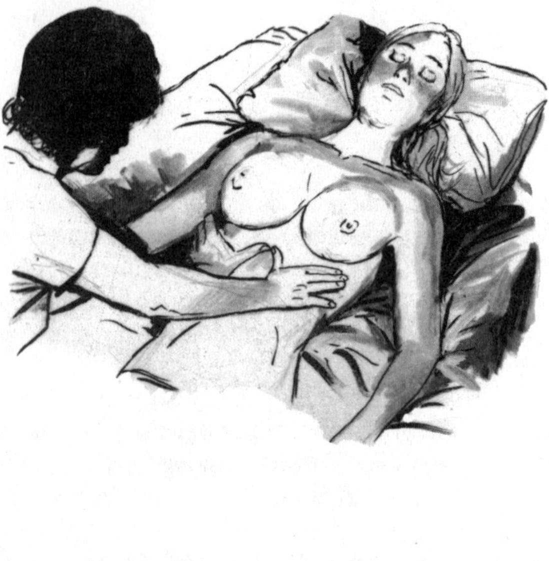

6. Continúe descendiendo con los pulgares por las líneas que conducen a la cintura. Repita la presión moderada. Descansar.

7. Desplácese hacia los puntos ubicados a mitad de camino entre la cintura y el pubis. Presione moderadamente durante tres segundos.

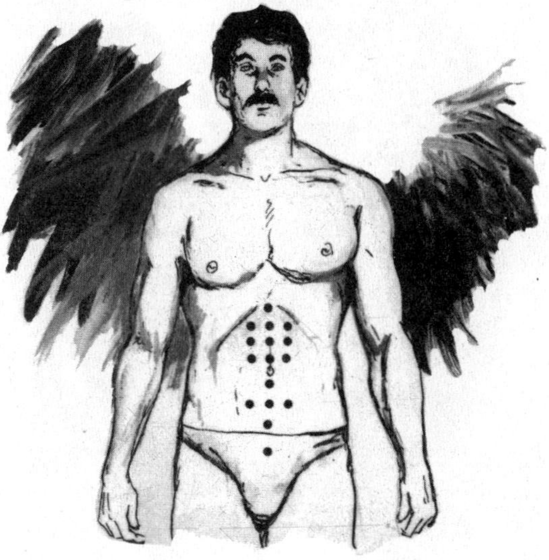

Arrodíllese al lado de la receptora. Coloque ambas manos en su abdomen. Presione con suavidad (5 kilogramos), simultáneamente con ambas palmas, moviendo las manos para presionar ligeramente en todo el abdomen. Concéntrese en las áreas donde los músculos parezcan más tensos y continúe hasta que haya cierto relajamiento.

Ejercicios finales

Haga que la receptora extienda las manos en el piso, a los lados de su cabeza. Sosténgala firmemente por las manos y traccione suavemente, estirando sus brazos. Al mismo tiempo, haga que inhale por la nariz, llenando bien los pulmones, y que estire las piernas y los dedos de los pies. Sosténgala un momento y luego afloje la tensión de sus manos, mientras ella exhala lentamente por la boca, relajando todo, el cuerpo. Repita este ejercicio seis veces.

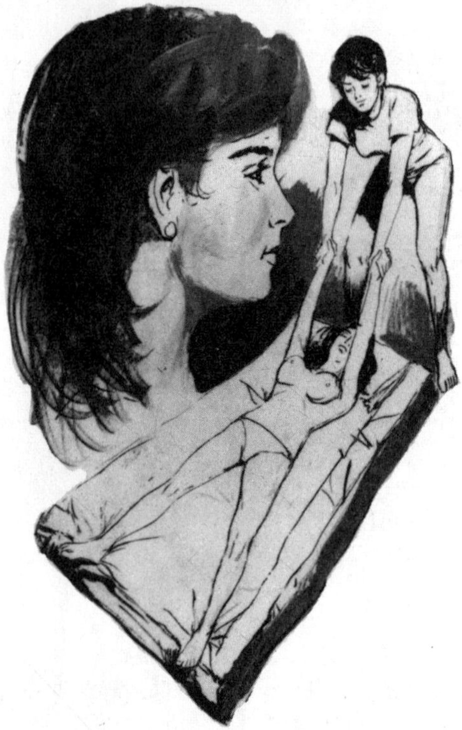

CURACION AUTOAPLICADA PARA EL CODO DE TENIS

Si bien las figuras correspondientes a esta sección presuponen que usted está cumpliendo las secuencias en la intimidad de su casa, es posible practicarlas en cualquier parte, aún mientras espera su turno en la cancha. Conviene aplicarlas estando sentada en una silla o en un banco.

Hombros

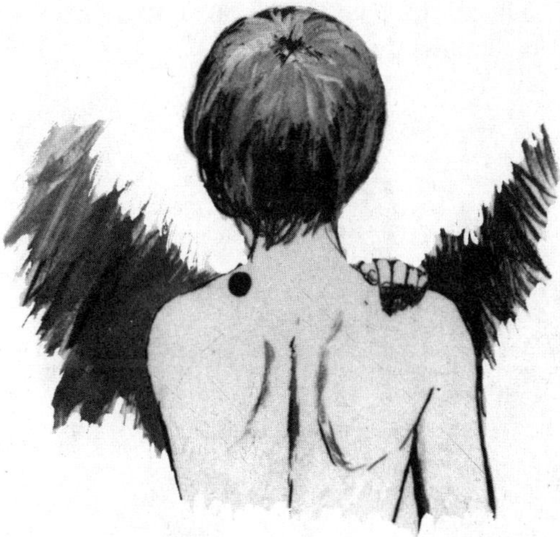

Busque el punto ubicado en la parte superior del hombro derecho, empleando para ello los dedos índice y medio de la mano izquierda. Está a mitad de camino entre la base de la nuca y el borde del hombro. Palpe ligeramente detrás del músculo del hombro. Cuando llegue al lugar más sensible lo habrá encontrado.

1. Presione con fuerza (9 kilogramos) durante tres segundos. Descansar. Repita la presión dos veces más.

2. Ubique el punto correspondiente del hombro izquierdo empleando los dedos de la mano derecha. Presione con fuerza durante tres segundos. Repita la presión dos veces más.

Parte superior de la columna y omóplatos

Para alcanzar estos puntos, será necesario que se estire. Pasando la mano izquierda por encima del hombro derecho, descienda todo lo que pueda hacia la columna vertebral. Su dedo índice deberá quedar ligeramente a la derecha de la columna.

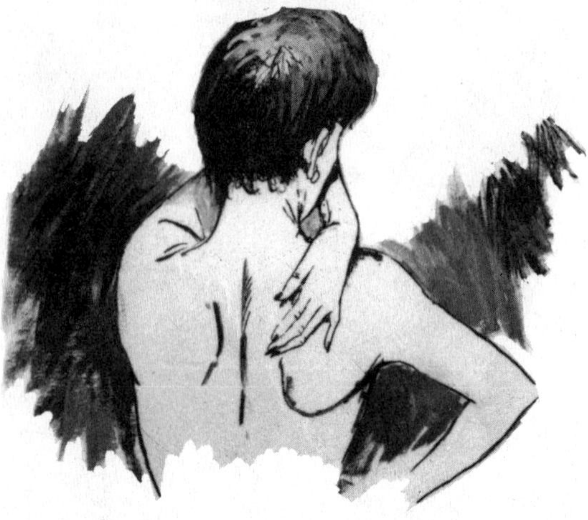

1. Presione con fuerza (9 kilogramos) durante tres segundos, empleando para ello los dedos índice, medio y anular. Descansar.

2. Ascienda dos dedos en línea recta, al lado de la columna y repita la presión. Descansar.

3. Continúe ascendiendo por la columna, de a dos traveses de dedo, hasta llegar a la altura del hombro. Presione con fuerza durante tres segundos en cada punto.

4. Coloque los dedos índice, medio y anular de la mano izquierda en el centro del omóplato, en la parte interna del borde de éste. Presione con fuerza (9 kilogramos) durante tres segundos.

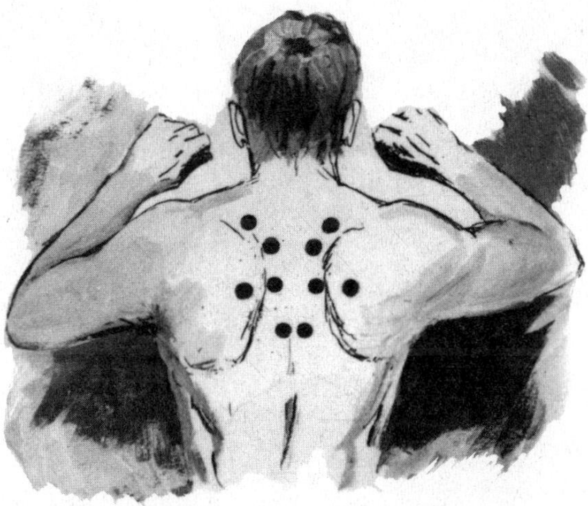

5. Repita la secuencia en los puntos correspondientes al lado izquierdo. Si su codo de tenis es muy doloroso, sáltese esta parte.

Los ejercicios de esta sección están indicados para un jugador diestro. Si usted es zurdo, simplemente emplee la mano derecha en el brazo izquierdo.

Axila

Levante el brazo derecho y coloque el pulgar izquierdo en la parte profunda de la axila.

1. Presione con fuerza (9 kilogramos), durante tres segundos.

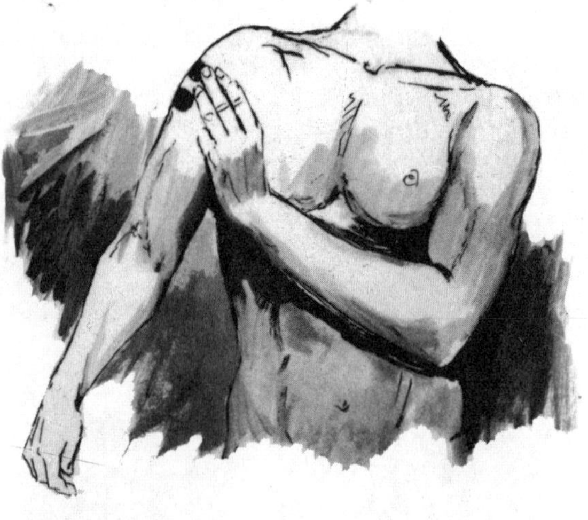

Parte externa del brazo

Coloque los dedos índice, medio y anular de la mano izquierda, en la línea media externa del brazo derecho, dos dedos por debajo de la parte superior del hombro. Rodee el brazo con la mano, de modo tal que el pulgar quede ubicado en la región inferior de aquél. Los puntos descienden por el centro del área externa del brazo y parten del hombro para llegar al codo.

1. Presione con fuerza (9 kilogramos), durante tres segundos. Descansar.

2. Descienda dos dedos por la línea central externa y repita la presión. Descansar.

3. Continúe descendiendo por la misma línea a distancias de dos dedos, hasta llegar al codo.

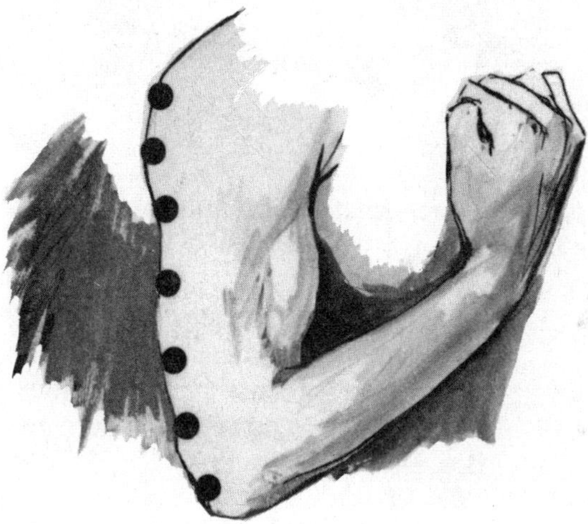

Parte externa del codo

Flexione el brazo derecho en la articulación del codo. Coloque los dedos índice y medio de la mano izquierda en el hueco situado entre los dos huesos que forman el ángulo externo del codo.

1. Presione con fuerza (9 kilogramos), durante tres segundos. Descansar.

2. Repita la presión dos veces más.

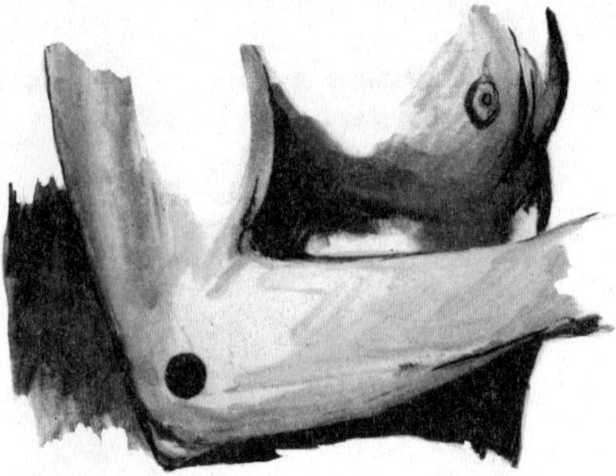

Parte externa del antebrazo

Estos puntos descienden desde la región externa del codo hasta el centro de la muñeca.

1. Coloque el pulgar izquierdo en el hueco ubicado en el ángulo externo del codo derecho, tomando el codo con los demás dedos. Presione con fuerza (9 kilogramos) con el pulgar, durante tres segundos. Descansar.

2. Descienda con los pulgares dos traveses de dedo, siguiendo el músculo del antebrazo. Presione con fuerza durante tres segundos. Descansar.

3. Continúe descendiendo por esta línea, a espacios de dos dedos, hasta llegar a la muñeca. El último punto está en el centro de la parte dorsal de la muñeca.

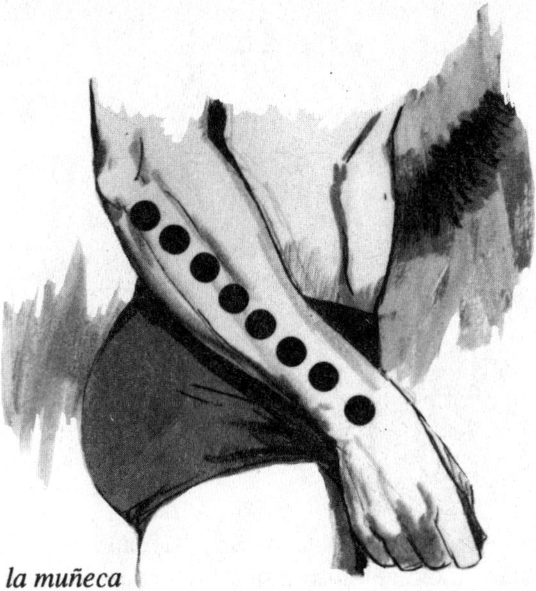

Dorso de la muñeca

Hay tres puntos que forman como un brazalete en la parte dorsal de la muñeca, en la concavidad situada por debajo del hueso. Presione con el pulgar.

1. Coloque el pulgar izquierdo en el primer punto situado en línea recta a la base del pulgar derecho. Presione moderadamente (7 kilogramos), durante tres segundos. Descansar.

2. Desplace el pulgar hacia el centro dorsal de la muñeca y repita la presión. Descansar.

3. Lleve el pulgar hasta el punto ubicado ligeramente por debajo del hueso de la muñeca, en dirección al meñique y repita la presión. Descansar.

4. Repita la secuencia dos veces más.

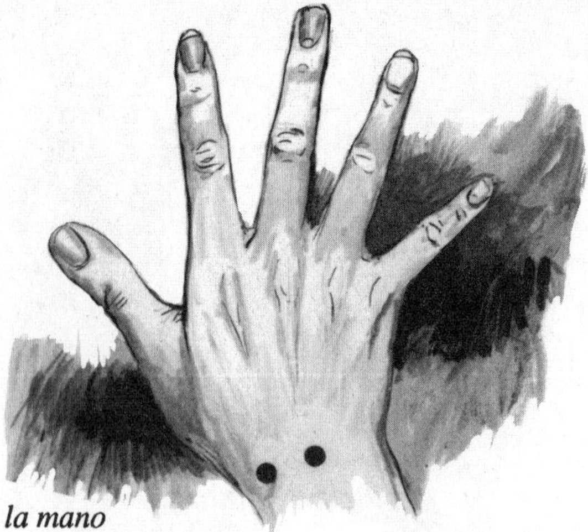

Dorso de la mano

Separe los dedos de la mano derecha. Los puntos están ubicados en los espacios intertendinosos que se extienden desde la muñeca hasta la primera articulación de cada dedo.

1. Coloque el pulgar izquierdo en la eminencia muscular situada por arriba del hueco que forma la base del pulgar derecho, dónde éste se une con el resto de la mano. Coloque el dedo índice debajo de la mano, de manera que coincida con un punto opuesto al del pulgar. Presione con fuerza (9 kilogramos), comprimiendo con ambos dedos durante tres segundos. Descansar.

2. Repita la presión dos veces más.

3. Desplace el pulgar izquierdo al espacio ubicado entre los dedos índice y medio, a mitad de camino entre la muñeca y la articulación. Presione moderadamente (7 kilogramos), durante tres segundos. Descansar.

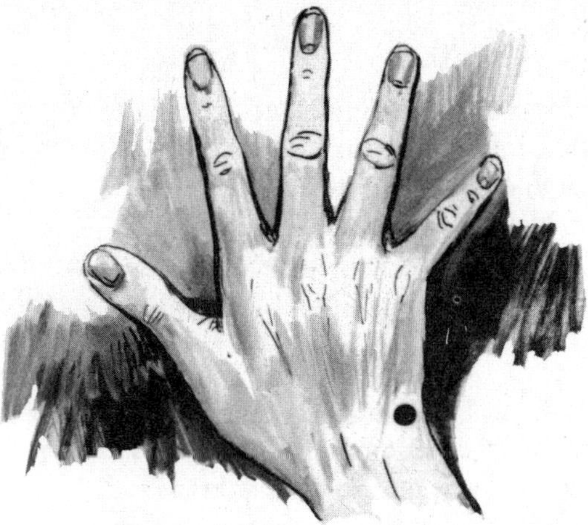

4. Descendiendo por el espacio intertendinoso repita la presión en otros dos puntos, para terminar entre los nudillos.

5. Repita toda la secuencia en los espacios intertendinosos de los dedos medio y anular, y luego en los situados entre los dedos anular y meñique.

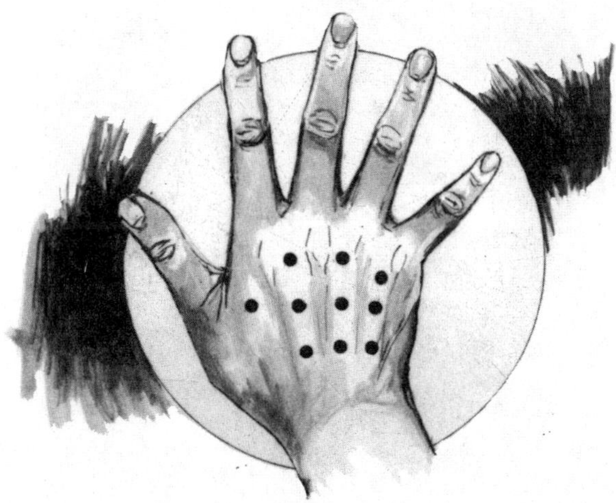

Dedos

El pulgar y todos los demás dedos deben recibir presiones en la parte anterior, inferior y en las laterales de los distintos huesos —a mitad de camino entre las articulaciones.

1. Tome con firmeza la primera articulación del pulgar derecho, utilizando para ello el pulgar e índice izquierdo de modo que queden, respectivamente, en la parte anterior y posterior de la articulación mencionada. Presione moderadamente (7 kilogramos), comprimiendo con ambos dedos durante tres segundos.

2. Lleve el pulgar izquierdo a la raíz de la uña del pulgar derecho. Coloque el índice izquierdo en el punto opuesto. Presione moderadamente (7 kilogramos), comprimiendo con ambos dedos durante tres segundos.

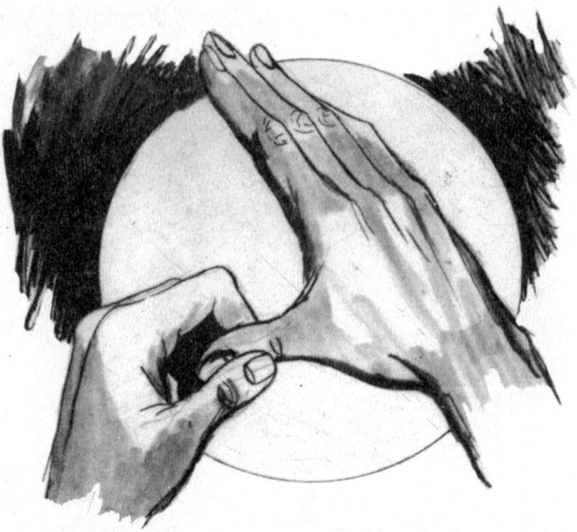

3. Tome con firmeza las partes laterales de la primera articulación del pulgar derecho, utilizando para ello el pulgar e índice izquierdos. Presione moderadamente (7 kilogramos), durante tres segundos. Descansar.

4. Lleve el pulgar y el índice a los costados de la uña del pulgar derecho. Repita la presión.

5. Ejerza presiones en cada uno de los otros dedos, de la misma manera que en el pulgar. Presione la primera, segunda y tercera articulación de cada dedo; hágalo primero en la parte anterior, después en la posterior y finalmente en los laterales. Completado un dedo, pase al siguiente.

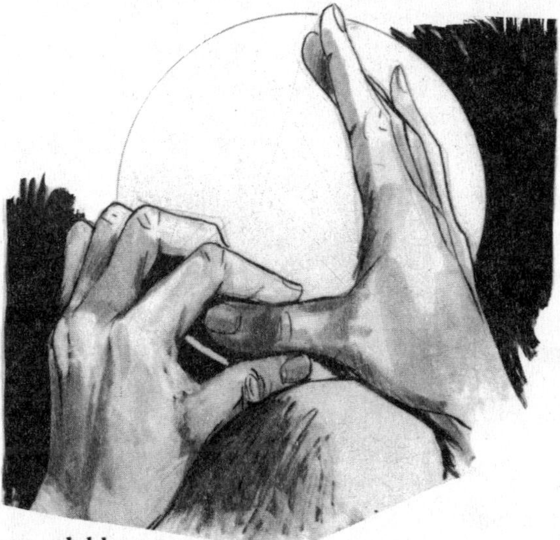

Parte interna del brazo

Los puntos de la parte interna del brazo corren a lo largo del área superior del bíceps, músculo que, a su vez, está situado en la parte anterior del brazo y se inserta en los pliegues del codo.

1. Coloque el pulgar izquierdo en la parte superior del músculo del brazo. Rodee éste con los demás dedos. Presione con fuerza (9 kilogramos), durante tres segundos. Descansar.

2. Desplácese dos traveses de dedo descendiendo por el músculo y repita la presión. Descansar.

3. Continúe descendiendo por la línea, de a dos dedos, hasta llegar a los pliegues del codo.

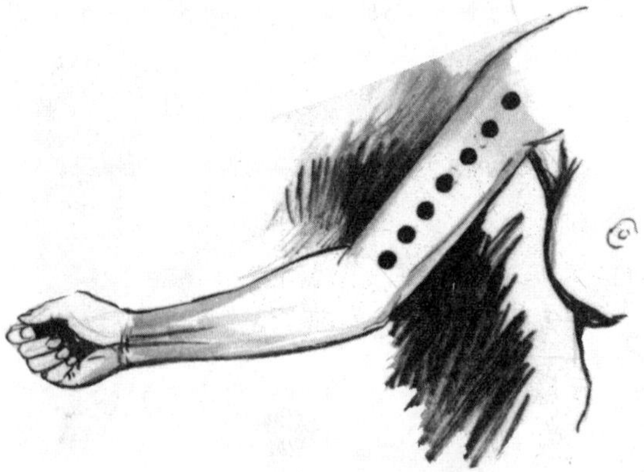

Pliegues del codo

Flexione el brazo derecho en la articulación del codo. Coloque el pulgar izquierdo en la cavidad situada entre los dos huesos que se encuentran en la parte interna de la articulación del codo. El cóndilo interno del húmero es un punto sumamente sensible. Cuando usted lo presione, sentirá como si una corriente eléctrica pasara desde el codo hasta la extremidad del meñique.

1. Presione con fuerza (9 kilogramos), durante dos segundos. Descansar.

2. Repita la presión dos veces más.

3. Desplace el pulgar dos centímetros y medio hacia abajo, en dirección de la muñeca. Presione con fuerza (9 kilogramos), durante dos segundos. Descansar.

4. Repita la presión dos veces más.

5. Estire el brazo. Busque el punto en la línea del codo, descendiendo un dedo desde el punto que acaba de presionar. Presione con fuerza (9 kilogramos) con el pulgar durante dos segundos. Descansar.

6. Repita la presión dos veces más.

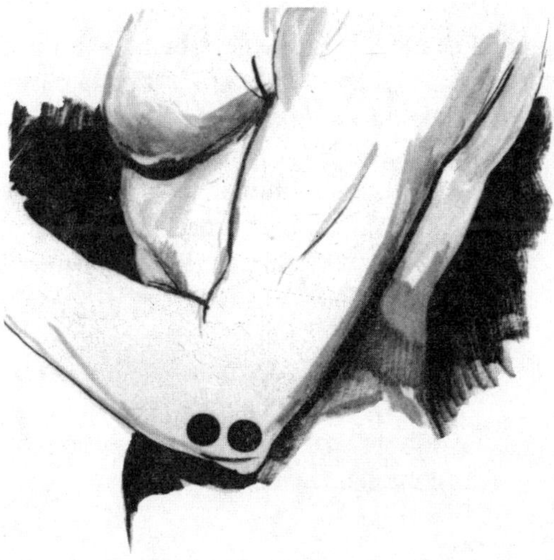

7. Desplace el pulgar un dedo, descendiendo hacia la muñeca. Presione con fuerza (9 kilogramos) durante dos segundos. Descansar.

8. Repita la presión dos veces más.

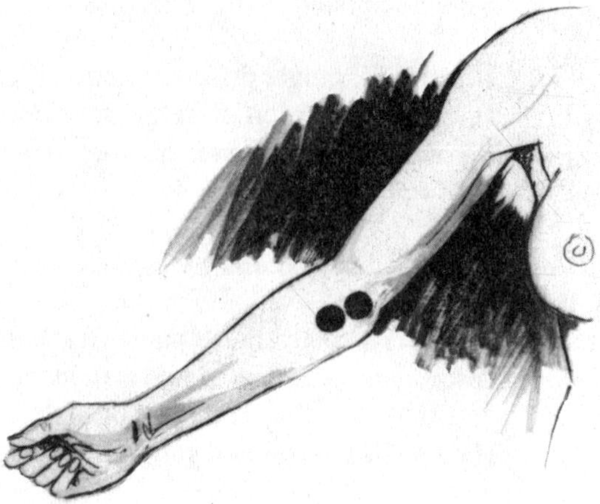

Parte interna del antebrazo

Los puntos del antebrazo están ubicados en una línea que se extiende por la parte interna del brazo, desde la parte anterior de la articulación del codo hasta el centro de la muñeca.

1. Coloque el pulgar izquierdo en los pliegues del codo. Rodee el brazo con los demás dedos. Presione con fuerza (9 kilogramos), durante dos segundos. Descansar.

2. Descienda dos traveses de dedo por la línea que divide en dos partes iguales la zona interna del antebrazo. Presione con fuerza durante dos segundos. Descansar.

3. Continúe descendiendo por la misma línea, de a dos dedos, hasta llegar a la muñeca. El centro interno de ésta es el último punto.

4. Repita la secuencia dos veces más.

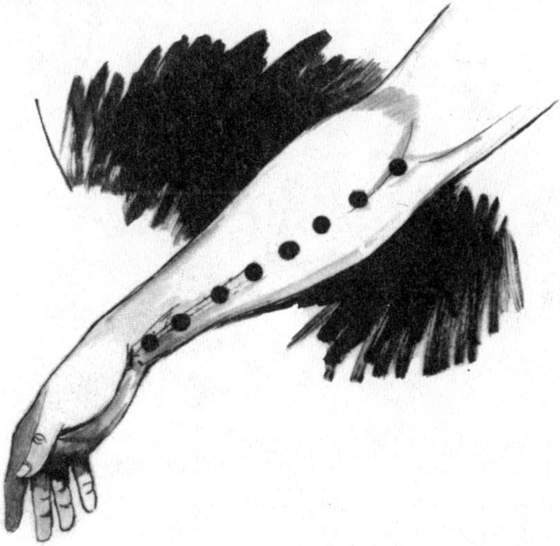

Parte anterior de la muñeca

Son tres los puntos que se extienden, a lo largo de una línea horizontal, en la parte anterior de la muñeca.

1. Coloque el pulgar izquierdo en su muñeca, debajo de la base del pulgar. Rodee la parte posterior de la muñeca con los demás dedos. Presione moderadamente (7 kilogramos) durante tres segundos. Descansar.

2. Desplace el pulgar hacia el centro de la muñeca y repita la presión. Descansar.

3. Desplace el pulgar un dedo más, hasta la altura del meñique y repita la presión.

4. Repita la secuencia dos veces más.

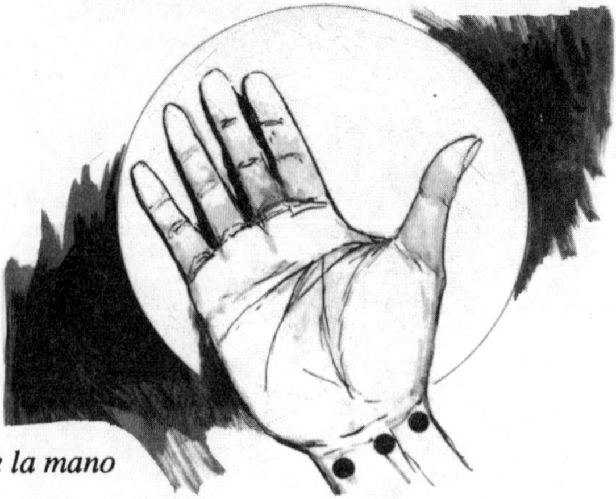

Palma de la mano

Los puntos de la palma de la mano son cuatro. Los primeros tres están en una línea que se extiende verticalmente desde la parte anterior de la muñeca hasta la base del dedo medio. El cuarto punto está en el centro de la base del pulgar.

1. Coloque el pulgar izquierdo en la zona carnosa de la parte anterior de la muñeca. Rodee la parte posterior de la mano con los demás dedos. Presione con fuerza (9 kilogramos), durante tres segundos. Descansar.

2. Lleve su pulgar hacia el centro de la palma, en línea recta con relación al primer punto. Repita la presión. Descansar.

3. Desplácese con el pulgar hasta la zona carnosa ubicada a la altura de la base del dedo medio y repita la presión. Descansar.

4. Lleve su pulgar al punto ubicado en la base del pulgar y repita la presión.

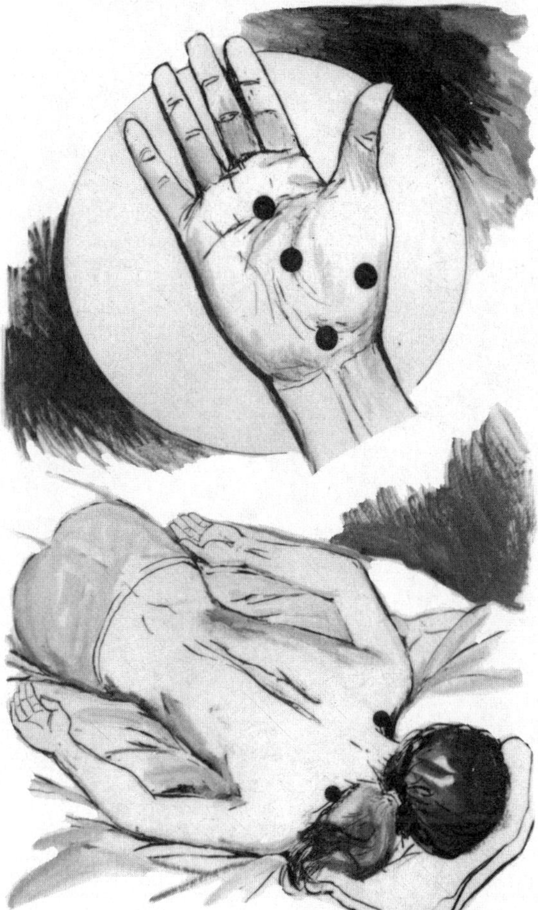

"MÉTODO JAPONÉS" APLICADO A OTRA PERSONA PARA EL CODO DE TENIS

Las instrucciones siguientes se dan suponiendo que los ejercicios se practican en la casa de la interesada, hallándose ésta acostada en el suelo sobre una frazada. Es posible, sin embargo, cumplir la secuencia en otra parte, sin el menor inconveniente. Los primeros tres ejercicios —para los hombros, la parte superior de la columna y los omóplato— pueden efectuarse estando apoyado en una pared. Los demás ejercicios pueden adaptarse a una persona sentada en una silla.

Hombros

Haga que la receptora se acueste boca abajo. Arrodíllese ante su cabeza, lo suficientemente cerca como para alcanzar la parte superior de sus hombros sin estirarse. El punto de los hombros está tres o cuatro dedos hacia la parte externa de la base del cuello, al lado de la eminencia ósea ubicada en la región superior del hombro y algo hacia atrás.

1. Con su pulgar izquierdo palpe la zona, hasta encontrar el punto ubicado en el hombro derecho. Coloque el pulgar derecho sobre la uña del izquierdo. Presione con fuerza (9 kilogramos), durante tres segundos. Descansar.

2. Repita la presión dos veces más.

3. Cambie la posición de los pulgares, colocando el derecho en el punto correspondiente del hombro izquierdo. Presione con fuerza (9 kilogramos). Descansar.

4. Repita la presión dos veces más.

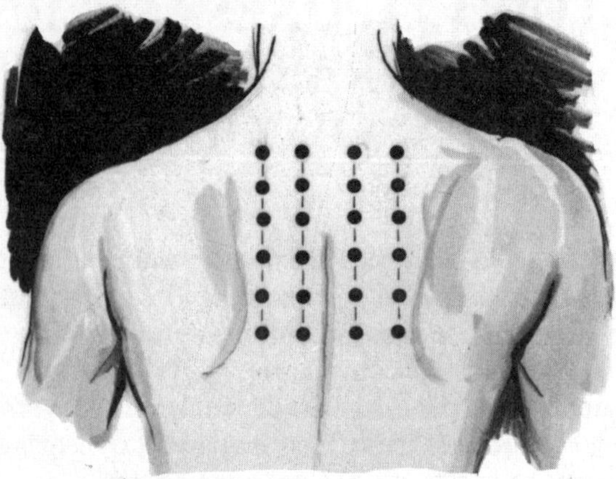

Parte superior de la columna

Colóquese con una pierna a cada lado de la receptora, mirando hacia su cabeza, y con los pies a la altura de sus caderas. Inclínese, flexionando las rodillas y coloque el pulgar izquierdo inmediatamente a la derecha de la columna, ligeramente por debajo de la vértebra cuya apófisis se nota en la base del cuello. Coloque el pulgar derecho dos dedos a la derecha, en la misma línea.

1. Presione moderadamente (7 kilogramos), con ambos pulgares durante tres segundos. Descansar.

2. Descienda dos traveses de dedo por la columna y repita la presión con los pulgares. Descansar.

3. Continúe descendiendo a lo largo de la columna, siempre de a dos dedos, hasta llegar a la altura del omóplato.

4. Ahora coloque el pulgar derecho a la altura del hombro, un dedo a la izquierda de la columna, y el izquierdo dos dedos más hacia el mismo lado. Repita la secuencia (pasos 1 a 3) en los puntos correspondientes a la región izquierda de la columna.

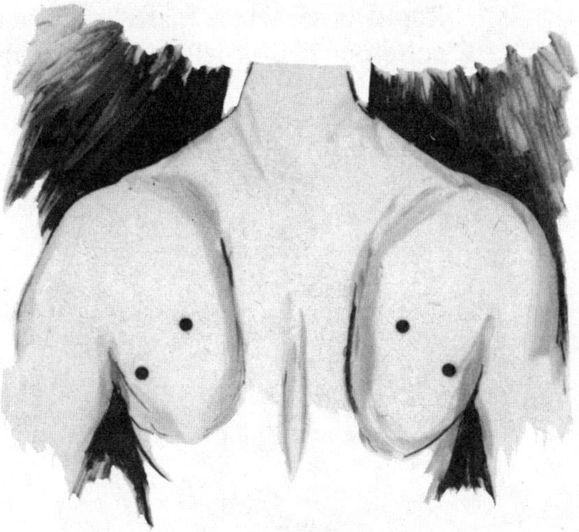

Omóplatos

Coloque ambos pulgares, uno al lado del otro, en el centro del omóplato derecho, en la parte interna del borde del hueso.

1. Presione moderadamente (7 kilogramos), durante tres segundos. Descansar.

2. Repita la presión dos veces más.

3. Desplace ambos pulgares hasta un punto situado en la parte posterior e inferior del hombro, a unos

tres dedos por arriba de la axila. Presione moderadamente (7 kilogramos), con ambos pulgares, durante tres segundos. Ejerza la presión hacia arriba, cerca del borde del hombro, contra la pared ósea de la articulación de éste. Descansar.

4. Repita la presión dos veces más.

5. Repita la secuencia (pasos 1 a 4) en los puntos correspondientes del omóplato izquierdo.

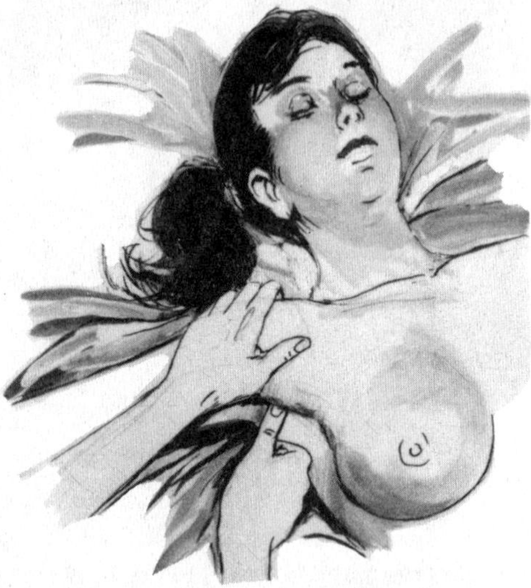

Las secuencias que siguen dan por sentado que el sujeto es diestro. Si se trata de un jugador zurdo, los ejercicios se aplicarán, como es natural, al brazo izquierdo.

Axila

Haga que la receptora se dé la vuelta, de manera de quedar boca arriba. Arrodíllese a su derecha. Pídale que extienda el brazo alejándolo del cuerpo. Coloque el pulgar derecho en la parte más profunda de su axila.

1. Presione con fuerza (9 kilogramos), durante tres segundos.

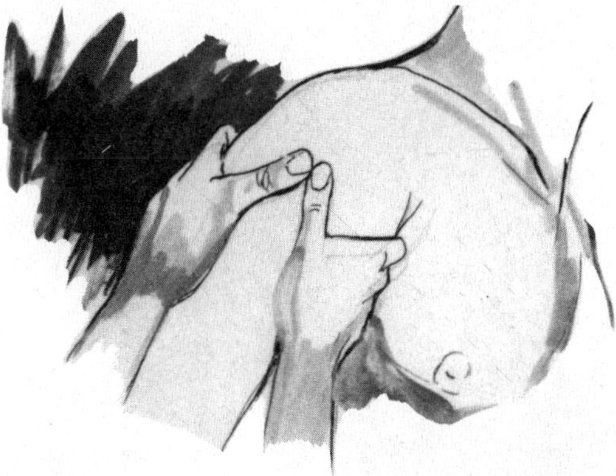

Parte externa del brazo

Coloque ambos pulgares uno al lado del otro en el centro de la región externa del brazo, dos dedos más abajo de la zona superior del hombro. Rodee el brazo con los demás dedos.

1. Presione con fuerza (9 kilogramos), con ambos pulgares durante tres segundos. Descansar.

2. Descienda dos dedos por la línea externa hacia el codo y repita la presión con los pulgares. Descansar.

3. Continúe descendiendo por la misma línea de a dos dedos, hasta llegar al codo.

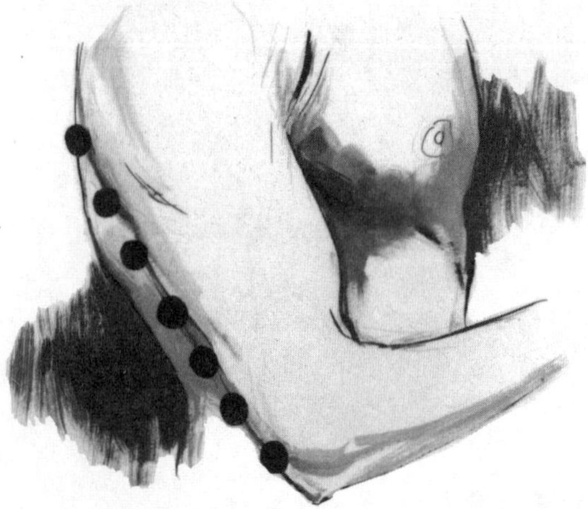

Parte externa del codo

Haga que la receptora flexione el brazo en la articulación del codo. Coloque el pulgar en la cavidad formada entre los dos huesos, en la parte externa del codo.

1. Presione con fuerza (9 kilogramos), durante tres segundos. Descansar.

2. Repita la presión dos veces más.

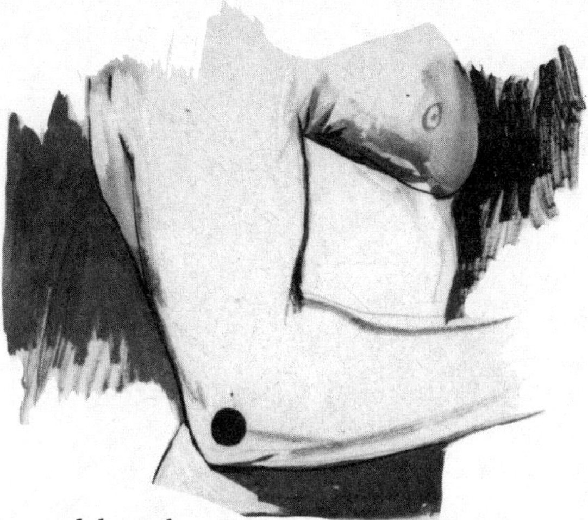

Parte externa del antebrazo

Los puntos del antebrazo se extienden en una línea que va desde la parte lateral del codo por el centro interno del antebrazo, hasta la cara posterior de la muñeca.

1. Coloque los pulgares, uno al lado del otro, en el hueco ubicado en la parte externa del codo. Rodee el brazo con los demás dedos.

2. Presione con fuerza (9 kilogramos), con ambos pulgares, durante tres segundos. Descansar.

3. Descienda dos dedos siguiendo la parte externa del músculo largo que, en línea descendente, corre por el antebrazo. Presione con fuerza durante tres segundos. Descansar.

4. Continúe descendiendo de a dos dedos, hasta llegar a la muñeca. El último punto está ubicado en el centro del dorso de la muñeca.

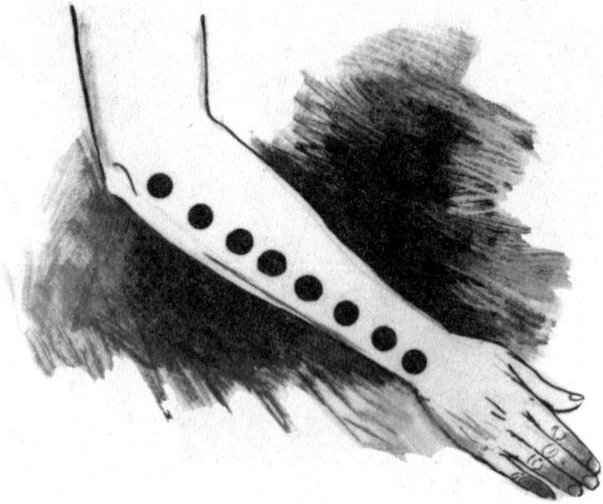

Dorso de la muñeca

Los puntos del dorso de la muñeca son tres. El primero está en el extremo derecho de ella. El segundo está ubicado en el centro. El tercero, en el extremo izquierdo del dorso, por debajo de la raíz del pulgar. Sostenga la muñeca de la receptora con una mano y presione con el pulgar de la otra.

1. Coloque el pulgar en el primer punto. Presione moderadamente (7 kilogramos) durante tres segundos. Descansar.

2. Lleve el pulgar hasta el centro de la muñeca y repita la presión. Descansar.

3. Corra el pulgar hasta el punto situado en la raíz del pulgar y repita la presión. Descansar.

4. Repita la secuencia dos veces más.

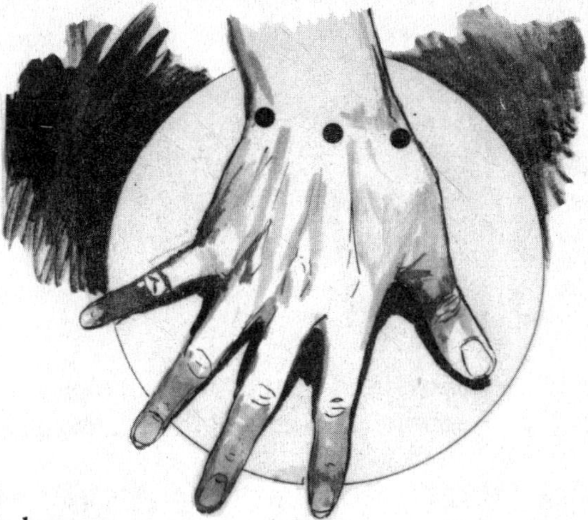

Dorso de la mano

Los puntos del dorso de la mano están ubicados en los espacios intertendinosos que se extienden entre la muñeca y las primeras articulaciones de los dedos. Haga que la receptora separe los dedos.

1. Coloque el pulgar en la parte musculosa que se halla sobre el hueco de la base del pulgar, donde se une con el resto de la mano. Coloque la palma de la mano, en un punto opuesto del pulgar.

2. Presione fuerte (9 kilogramos), durante tres segundos. Descansar.

3. Repita la presión dos veces más.

4. Lleve el pulgar hasta el espacio intertendinoso del índice y del medio, a mitad de camino entre la muñeca y las articulaciones. Presione moderadamente (7 kilogramos), durante tres segundos.

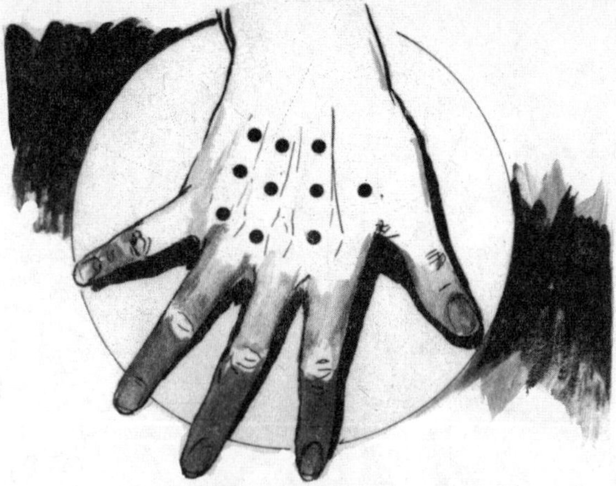

5. Descendiendo por el espacio, repita la presión, comprimiendo en otros dos puntos.

6. Repita toda la secuencia en los espacios intertendinosos de los dedos medio y anular y, después, en los del anular y meñique.

Dedos

Presione el pulgar y cada uno de los demás dedos en la parte anterior, posterior y lateral de todos los huesos, a mitad de camino entre las articulaciones.

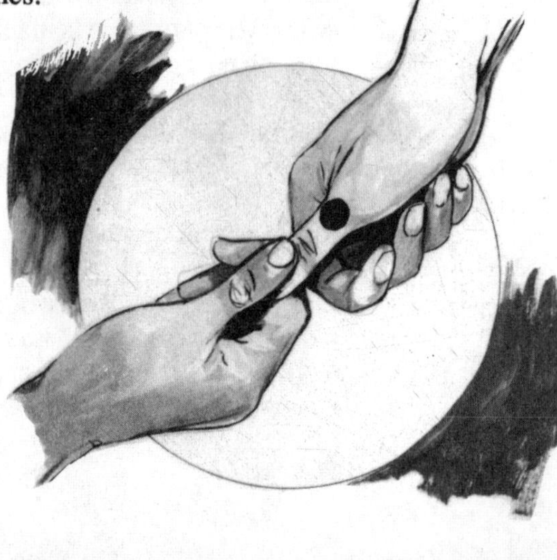

1. Tome con firmeza el pulgar, de modo tal que su propio pulgar e índice abarquen la parte anterior y posterior de dicho pulgar. Presione moderadamente (7 kilogramos), con ambos dedos, durante dos segundos. Descansar.
2. Ascienda hasta la raíz de la uña del pulgar y repita la presión. Descansar.
3. Descienda y tome los laterales del pulgar entre sus dedos. Repita la presión. Descansar.
4. Desplácese hacia los laterales de la uña del pulgar y repita la presión. Descansar.
5. Presione de la misma manera todos los demás dedos. Comience ejerciendo presión en la primera y segunda articulación de cada dedo; primero en la parte anterior, después en la posterior y finalmente en los laterales. Pase luego al dedo siguiente.

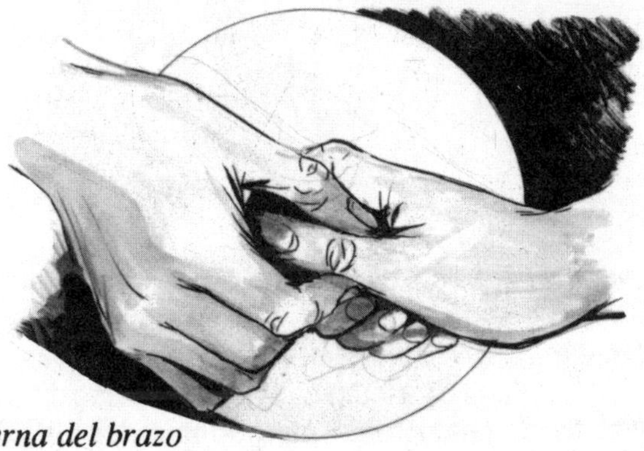

Parte interna del brazo

Arrodíllese a treinta centímetros de la cintura de la receptora, de modo de poder trabajar con comodidad en su brazo. Haga que extienda el brazo, alejándolo del costado del cuerpo y con la palma de la mano hacia arriba. Los puntos están ubicados en una línea que desciende por el centro de los músculos del brazo, desde la axila hasta la parte interna del codo.

1. Coloque los pulgares, uno al lado del otro, en la parte superior del músculo del brazo. Presione con fuerza (9 kilogramos), durante dos segundos. Descansar.

2. Descienda dos dedos por el centro del músculo y repita la presión. Descansar.

3. Continúe descendiendo por la línea de a dos dedos, hasta llegar a la parte interna del codo.

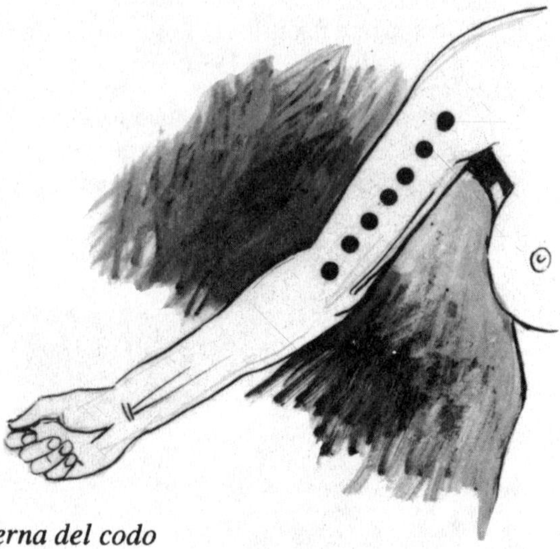

Parte interna del codo

Haga que el sujeto doble el brazo en la articulación del codo. Coloque los dedos índice y medio en el borde externo del codo, en el hueco que se forma entre los dos huesos ubicados allí. Este es un punto sumamente sensible. Cuando usted lo presione, la receptora sentirá como si una corriente eléctrica le pasara desde el codo hasta el meñique.

1. Presione con fuerza (9 kilogramos), durante dos segundos. Descansar.

2. Repita la presión dos veces mas.

3. Lleve su índice y su medio dos dedos más abajo, hacia la muñeca. Presione con fuerza (9 kilogramos), durante dos segundos. Descansar.

4. Repita la presión dos veces más.

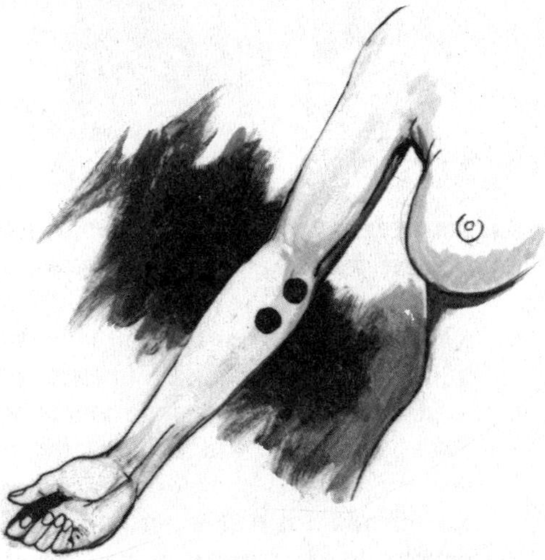

5. Estire el brazo de su compañera. Busque el punto a la altura del codo, un dedo por abajo del que acaba de presionar. Presione con fuerza (9 kilogramos), con los dedos índice y medio, durante dos segundos. Descansar.

6. Repita la presión dos veces más.

7. Lleve el índice y el pulgar dos dedos más hacia abajo, cerca de la muñeca. Presione con fuerza (9 kilogramos), durante dos segundos. Descansar.

8. Repita la presión dos veces más.

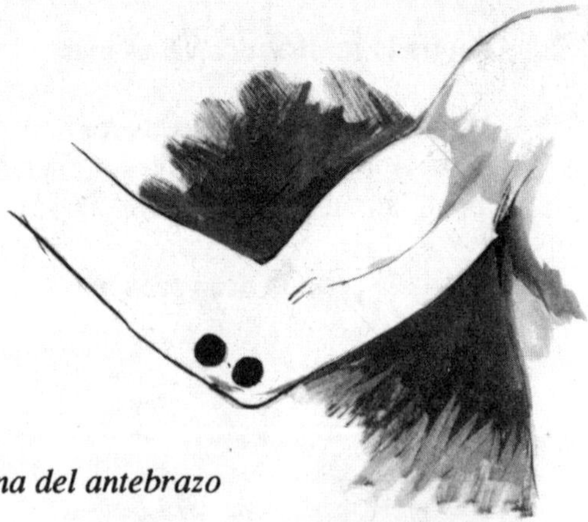

Parte interna del antebrazo

Los puntos del antebrazo se extienden siguiendo una línea recta que va desde los pliegues del codo hasta el centro de la muñeca.

1. Coloque los pulgares uno al lado del otro en los pliegues del codo. Rodee la articulación con los dedos, sin apretar. Presione con fuerza (9 kilogramos), durante dos segundos. Descansar.

2. Descienda dos dedos por la línea que divide el antebrazo en dos partes iguales. Presione con fuerza durante dos segundos.

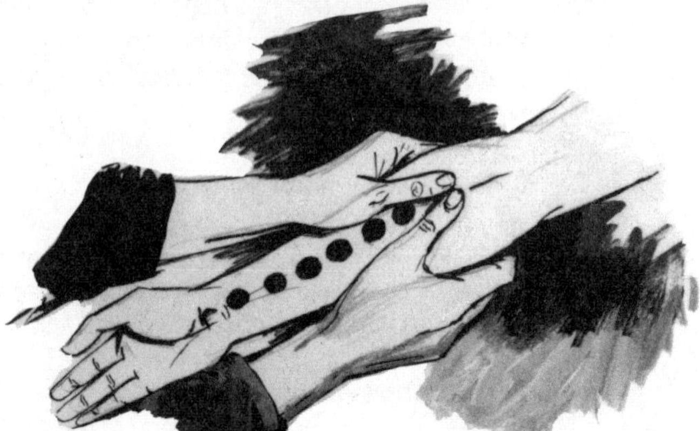

3. Continúe descendiendo por esta línea de a dos dedos, hasta llegar a la muñeca. Los pliegues del codo señalan el último punto.

4. Repita la secuencia dos veces más.

Parte interna de la muñeca

En la parte interna de la muñeca hay tres puntos que se extienden a lo largo de una línea horizontal.

1. Coloque el pulgar en la muñeca, por debajo de la base de su pulgar. Sosténgale la mano con su otra mano.

2. Presione moderadamente (7 kilogramos) durante tres segundos. Descansar.

3. Lleve el pulgar hasta el centro de la muñeca y repita la presión. Descansar.

4. Lleve su pulgar un dedo más hacia afuera y repita la presión.

5. Repita la secuencia dos veces más.

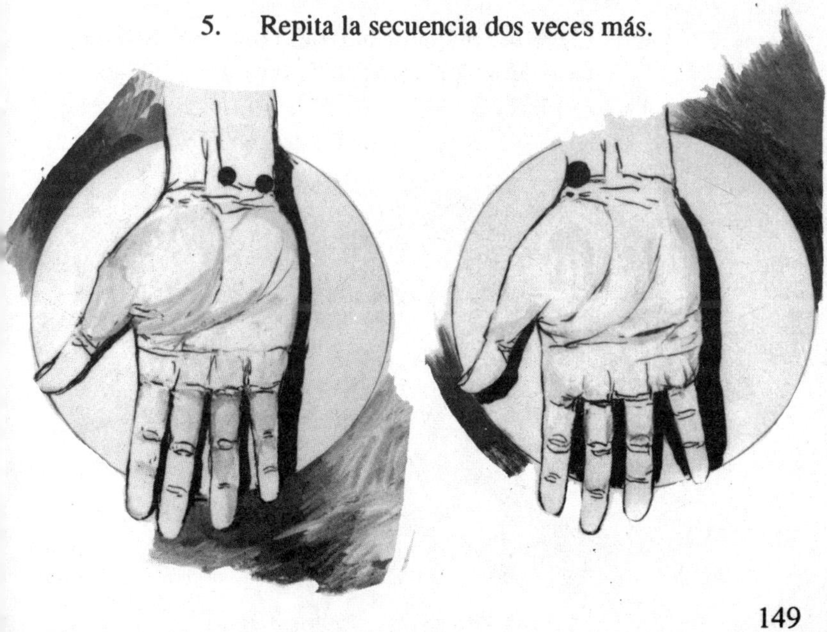

Palma de la mano

Cuatro son los puntos de la palma de la mano. Los primeros tres se extienden en una línea que va desde la base de la muñeca hasta la del dedo medio. El cuarto punto está en el centro de la base del pulgar.

1. Coloque ambos pulgares, uno al lado del otro, en el centro de la zona carnosa ubicada en la base de la palma de la mano. Presione con fuerza (9 kilogramos), con ambos pulgares, durante tres segundos. Descansar.

2. Descienda hasta el punto situado en el centro de la palma, en línea recta a partir del primer punto. Repita la presión. Descansar.

3. Lleve los pulgares hasta la zona carnosa ubicada en la base del dedo medio y repita la presión fuerte. Descansar.

4. Lleve los pulgares hasta el punto ubicado en la base del pulgar, y repita la presión.

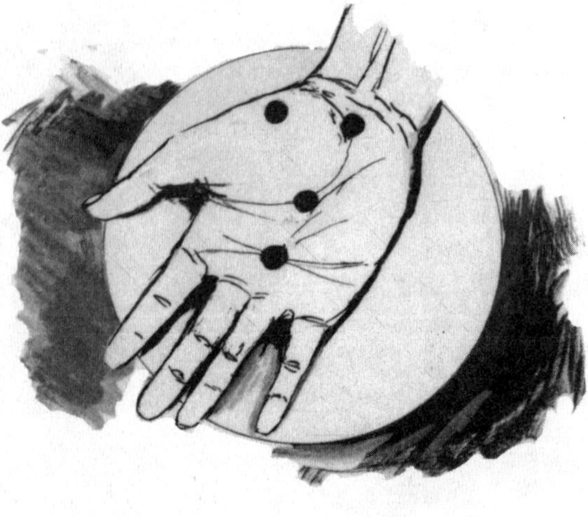

CONCLUSION

Dice la Biblia, que muchos son los llamados y pocos los elegidos, pero en el tema del poder curativo de las manos, los «no elegidos» pueden ser «llamados» a poseer esta fuerza, por medio de su voluntad, su perseverancia en intentar que sea una realidad lo que por el momento se halla en las manos sólo en estado latente.

Porque el progreso se efectúa en todos los órdenes de la vida, y en el progreso entran también las ciencias médicas, y quiérase o no, es ya toda una realidad, la ciencia es saber utilizar en beneficio de la Humanidad, las **Manos que Curan**.

«El hombre no es más que una caña —ha dicho Pascal—, lo más débil de la naturaleza, pero es una caña que piensa. No es necesario que todo el universo se arme para aplastarlo. Un soplo, una gota de agua es suficiente para matarlo. Pero cuando el universo lo aplastará, el hombre será aún más noble que lo que lo ha matado, porque él sabe que muere y sabe la ventaja que el universo posee sobre él, pero el universo no sabe nada. Así toda nuestra dignidad consiste en el pensamiento... Dediquémonos a pensar bien: he aquí el principio de la moral. Es peligroso demostrar al hombre cuán semejante es a una bestia sin demostrarle también su grandeza. También es peligroso hacerle ver su grandeza sin enseñarle su bajeza. Que el hombre, pues, fije su precio. Que se estime, puesto que posee una naturaleza capaz del bien; pero que no estime por ello las bajezas que también están en él. Posee la capacidad de conocer la verdad y de ser feliz; pero no hay ninguna verdad constante o satisfactoria. Quisiera conducir al hombre a desear estar preparado y libre de pasiones para seguirla donde la hallare.»

Este célebre pasaje en ningún sitio estaría más en su lugar que al final de esta obra dedicada a la grandeza y a la debilidad de nuestra conciencia, y este «dediquémonos a bien pensar, he aquí el principio de la moral» resume de forma notable nuestra tesis biológica de que la conciencia reflexiva es el resultado de la evolución. El deber reside en hacerla progresar. En cuanto a «grandeza y bajeza en nosotros», se iluminan en la lucha incesante entre consciente y subconsciente. La conciencia reflexiva, fruto de la colaboración entre estructura cerebral y medio social humano, puede ser alterada si no nos esmeramos en perfeccionarla y en utilizarla para nuestro comportamiento de toda la vida. En efecto, la conciencia no es propia más que de una pequeña parte del funcionamiento cerebral: el dominio de la atención. Fuera de este dominio todo es automático e inconsciente. La vida activa del hombre implica la conciencia, es decir, el estado de vigilia del cerebro comprendiendo una zona hiperactivada evocadora de recuerdos y base del yo, pero ella no tiene necesidad de la reflexión, por lo menos permanentemente. En virtud de instintos o reflejos condicionados, las acciones, e incluso los pensamientos, se suceden acertadamente en el cerebro despierto sin saberlo la conciencia reflexiva. Pero esta conducta, equivalente a la de un animal bien domesticado, es indigna del hombre. En tal caso debe juzgar sus actos a la luz de la razón, no para admitir solamente los que provienen de esta razón, que lo conduciría a un enjuto racionalismo, sino para someterlo todo a su control. La sociedad moderna posee el culto de lo irracional, y no sólo para lo que no es comprendido por la razón, sino para lo que es opuesto a ella: el absurdo. Para subsanar los desórdenes actuales, se puede estar tentado a emplear un remedio peor que la enfermedad: la creación de una sociedad técnica autoritaria en la cual todo se hallará en orden, pero donde nada será humano.

Para oponerse a la evolución y hacer de los individuos anárquicos de hoy autómatas en potencia, ya que creerían que la libertad es la obediencia de los instintos, es preciso enseñar a las personas auténticamente conscientes de una verdadera comunidad humana, cómo se desenvuelve la conciencia y cómo desaparece. Éste es el problema de toda la influencia del subconsciente en nosotros. Abandonando esta parte más orgánica del subconsciente, que depende de nuestros instintos y de las hormonas que los determinan, hemos abordado el plano más fisiológico de la influencia irreflexiva que los demás pueden ejercer en nosotros mediante la sugestión y su variante personal, la autosugestión. Problema que podría parecer seguro y que por lo mismo nos coloca en el centro de las preocupaciones actuales. Persuasiva, dulce o más imperiosa, la sugestión puede ser considerada como un medio inferior de arrastrar la convicción y desencadenar una creencia no siempre racional. Hoy en día se nos presenta como una variante particularmente peligrosa de condicionamiento reflejo, factor de pérdida de voluntad y de conciencia. Aunque en otro tiempo la sugestión parecería compatible con nuestra libertad, actualmente parece una violación de la conciencia. La sugestión ha cesado de ser una invitación, se ha convertido en una *orden* que nos coloca ante la imposibilidad de rehusar. En otro tiempo, ante el verdugo, la persona tenía la impresión de que podía resistir y que solamente un medio físico se apoderaba de ella. En la actualidad, sentimos oscuramente que hay más; no se nos vencerá ni por un momento por medio de la tortura, sino que podrán cambiar nuestra personalidad e imponernos sus ideas que nos horrorizan. Es esta intuición de la omnipotencia de la sociedad, capaz de modificar nuestro yo, aquello que subleva y se halla en el origen de toda la campaña del «suero de la verdad» ¿Se ha observado de cerca qué queda de esta campaña? Casi nada. ¿Es preciso hablar de psicosis colectiva, es necesario decir que nuestra conciencia debilitada por nuestra perniciosa civilización tiene miedo? En parte es verdad. Pero permanece en pie esta cosa incontestable de que el «suero de la verdad» es la gota de agua que ha hecho derramar el vaso. Sólo es un elemento de todo un conjunto y este conjunto es espantoso. Una biología inconsciente ha partido al asalto del hombre en el plano psicofisiológico, y pretende volver a modelarlo según su voluntad para mejorarlo sin tomar en consideración que se trata de una conciencia reflexiva y no de una drosófila o un semental. El narcoanálisis mediante pentotal no entrega totalmente el individuo normal, que conserva el poder de defenderse incluso mintiendo. No obstante, ¿qué pasará con un individuo débil por naturaleza o debilitado por prolongado encarcelamiento? y ¿qué conciencia conservará un individuo educado desde su infancia en una doctrina que le inculca que él no es nada y que el Estado lo es todo, doctrina del sacrificio mandado, expuesto en cuerpo y alma a todas las influencias y a todas las servidumbres? Hablar de violación de la conciencia por el suero de la verdad, explicar todas las autoacusaciones jurídicas actuales por el pentotal o la psicocirugía, es un error de bulto. No obstante, sería un error aún mayor negar que nuestra época está en trance de conducir al punto culminante —y de forma científica y reflexionada— los atentados a la conciencia humana, atentados ya puestos bien de relieve por la precedente civilización con sus injusticias sociales.

La *credulidad,* la posibilidad de adherirse a una fe, a una creencia, si no contiene nada que se oponga a la razón, la libertad de aceptar una sugestión, son bienes fundamentales para el hombre. «La credulidad a la que los teólogos llaman fe nos ha sido dada a fin de que podamos creer bajo palabra y sin exigir pruebas racionales o materiales que la apoyen. Es un vínculo moral de los más importantes. Sin él no habría educación, ni concesiones, ni pactos sociales. En efecto, siendo extraños a cualquier estímulo de este sentimiento, para nosotros todo testimonio sería considerado como nulo y las afirmaciones más vehementes de nuestro mejor amigo, anunciándonos con voz anhelante que nuestra casa arde o que nuestro hijo se ahoga, nos llallaría tan fríos, tan impasibles, como si se hubiera contentado con decir: «Hace buen tiempo». Nuestro espíritu sería fijo e imperturbable en el equilibrio de la duda, y la evidencia pasaría a ser la única que tendría potencia para sacarlo de la duda.» Todo esto es exacto salvo quizá que existe la evidencia de una fe razonable que la razón acepta, pero es una evidencia subjetiva e incomunicable, debilidad de la evidencia filosófica o de la evidencia de la fe; soy el único en saber de lo que me puedo fiar. De este modo, pues, acaso se explica que Descartes tuviera por evidentes cosas que sus mejores discípulos, aplicando sus métodos, anulan por la duda. Se nos permitirá, a los doscientos cincuenta años de su muerte, preferir esta hipótesis a la del «filósofo enmascarado».

Hemos insistido sobre la complejidad del subconsciente, que no comprende tan sólo —detrás de la conciencia, fuera de su campo, fuera de los recuerdos o de los automatismos— las horribles tendencias rechazadas, sino que también comprende admirables intuiciones sobre la armonía y la belleza, verdadero *transconsciente* que puede pensarse está abierto sobre otro infinito. Cuán poco afortunado es este término de irracional aplicado a cosas tan opuestas.

Ese subconsciente secreto, que queremos defender con el mismo derecho que a nuestra conciencia, pues es en él que trabaja oscuramente la sugestión, puede ser fuente de terribles neurosis, principio de muchas perturbaciones orgánicas, teniendo su origen en el simple trastorno de las conexiones cerebrales en las que la conciencia corre el riesgo de naufragar. Esta enfermedad psicofisiológica de la conciencia es lo que se ha convenido en llamar *histeria.* Desde Charcot a Jenet y Freud en el plano interno, y desde Pavlov en el plano psicológico, la histeria humana o animal ha entregado sus secretos. *Pitiatismo* ciertamente, enfermedad de la sugestión. No obstante, no es posible convertirla en ilusión, en pura simulación; víctima de la intensa actividad de una idea fija emergiendo de un lejano rechazo, el cerebro se polariza y todo cuanto no es esta idea fija zozobra en el sueño, un sueño que se incauta del yo en provecho de un ilusorio e incapaz yo del sueño impropio de un sano juicio: sonambulismo espontáneo o provocado, es decir, hipnosis. Autosugestión inconsciente de un sueño vivido o sugestión igualmente inconsciente que entrega dentro de ciertos límites —con desbordamiento sobre la actividad despierta ulterior— el yo a otro. La psicología moderna, bajo el impulso de Pavlov, ha probado la realidad del sueño histérico que se observa en el animal. Dicha realidad explica la estrecha unión entre la atención al hipnotizador y el sueño, esta unión obligatoria entre sueño y sugestión en un cerebro débil; ha confiado el secreto de los pases magnéticos. También ha denunciado los peligros de la sugestión, que es una debilitación de la conciencia.

Ante las locuras de brujos y posesos, de convulsionarios y voceadores, ante las escenas desencadenadas por Mesmer, se ha querido negar la hipnosis, negar este fenómeno que tanto asombró a su descubridor el marqués de Puységur, y del que Faria, antes que Braid había percibido su naturaleza cerebral. Surgido del tablado de los charlatanes y abatido justamente de su pedestal, que según Babiuski era una enfermedad contagiosa, al entrar en el laboratorio de fisiología, la hipnosis se ha justificado en cuanto a fenómeno real.

Este engrosamiento de lo patológico nos ha permitido comprender el lugar de la sugestión en el pensamiento del sujeto normal no neurótico. Sobre todo, hemos aprendido que el cerebro del hombre, sea éste loco o cuerdo, cuando es sometido por cualquier causa a estado hipnótico, por ejcmplo por la acción de la insulina, del cardiazol, del electroshock, o bajo ligera narcosis, es análogo al cerebro del histérico en estado de hipnosis. La cosa es menos clara en la psicocirugía, que se contenta con debilitar la conciencia. Narcoanálisis, suero de la verdad, no, pero bajo la máscara del psicoanálisis químico, se halla la hipnosis de la gente normal, el aumento patológico de su personalidad, no una violación de la conciencia, sino una grave irrupción en ella que justifica las inquictudes sin permitir inexactitudes.

Y porque sea una posibilidad de peligro, ¿se va por ello a considerar al psicoanálisis —simple extensión científica y médica de la sugestión alcohólica, que permite «arrollar» a su interlocutor— como un método condenable? Toda la medicina se insurrecciona ante ello. Sería olvidar que la finalidad del narcoanálisis no es la sugestión como tampoco es la confesión; es el método de estudio del subconsciente, es un procedimiento rápido de psicoanálisis que abate de golpe los obstáculos a la franca conversación con el médico, y esto de acuerdo con el cliente, es un procedimiento muy valioso en los niños reticentes. Además, es un notable agente de curación de los trastornos orgánicos de la neurosis y de las mismas neurosis; a veces la simple narcosis es suficiente para una toma de conciencia saludable y, otras veces, se precisa la ayuda del psicoanalista que lo explique. Verdadera curación basada en la causa real de la neurosis, confirmación de las visiones de Freud acerca del rechazo, lo que no quiere decir que sea preciso aceptar todas sus exclusivas filosóficas. Cuán superior es tal terapéutica al shock de torpedeamiento que todo lo coloca en su lugar pero que nada explica, o a la sugestión, que impone una curación que tampoco explica. Por todas estas razones, el médico legal tiene el derecho de rehusarla para el diagnóstico y la curación (por ella misma) de las neurosis o para analizar la responsabilidad de un criminal. Pero en lo que concierne al acusado normal que miente o simula, ¿es también lícito privarle de este medio de defensa? El debate queda abierto. El acusado debe conservar el derecho, también, de rehusar este método.

Así, en este terreno como en tantos otros, la ciencia da al hombre nuevas posibilidades y él tiene la libertad de decidir en qué sentido desarrollará sus esfuerzos: bomba atómica o energía nuclear; terapéutica de los enajenados para volver a dotarlos de conciencia al precio de un coma provisional, o persecución de personas normales. Ante el progreso del hombre el porvenir es incierto, la historia que se hace no puede ser vaticinada, ¿veremos realizarse los aterradores sueños del visionario de Patmos o la no menos espantosa profecía de Huxley, o por el contrario se podrá ver el triunfo de los profetas de la felicidad, la realización de la sociedad ideal? La única cosa que falta repetir es que el deber está escrito pretéritamente a nosotros en la evolución que nos indica el sentido privilegiado de una historia que quiere ser humana. Ahí está la respuesta a la dolorosa interrogación de Camus: «Nada en el mundo es merecedor de que uno se desvíe de lo que ama y, no obstante, yo me desvío, yo también, sin que pueda saber por qué». Tenemos en el fondo de nosotros mismos la intuición suprarracional de un deber humano. Este deber posee una base objetiva: elevar lo más posible la conciencia, porque el hombre es sólo razón; hacer más amor, pero amor consciente, basado en el conocimiento. Existe, pues, una notable analogía entre esta emergencia del deber a partir de la ley de la evolución biológica y la noción más corriente del deber impuesto al hombre desde lo alto de un origen teológico o social. Ambas concepciones se fusionan en la moral de santo Tomás, moral sin obligación ni castigo, inmanente al hombre como el materialismo dialéctico y el espiritualismo reuniendose en armoniosa síntesis en el plano del *hilemorfismo*, de la doctrina de la unidad humana compuesta de materia y de espíritu. «A los ojos de santo Tomás, escribe R. P. Sertillanges, la moral es para el hombre el arte de llegar a un fin. Este fin es el bien... la plena resolución de su ser, la perfecta realización de su naturaleza. El bien moral será, pues, con la aceptación de esta finalidad, la fidelidad a los medios que la conceden, y esto es la virtud o, llamada de otra forma, la sumisión a la ley normal del funcionamiento, a las reglas de actividad del hombre en cuanto a hombre.»

La conciencia reflexiva que da al hombre, triunfando de los automatismos, la posibilidad de orientarse libremente, no le concede el derecho de que todo le sea permitido.

Drabovitch nos recuerda que, para Clemenceau, que era médico, la libertad era «la capacidad de autodisciplinarse». «Las repúblicas más republicanas —escribía— sólo serán un progreso si pueden colocar al hombre en situación de regularse».

«Es el llamamiento al esfuerzo, añade Drabovitch; es preciso estar lo suficientemente excitado para defender nuestro derecho y el de las personas que nos son solidarias y, al mismo tiempo, suficientemente inhibido para no usurpar los iguales derechos de los demás. Por lo tanto, es preciso realizar un constante equilibrio entre los procesos de excitación y de inhibición... La autodisciplina, el poder de regularse, es una de las conductas más valiosas, más complejas y, por consiguiente, más difíciles, más inapreciables. Las doctrinas de Pavlov y de P. Janet introducen, pues, una sólida base científica bajo la denominación de la libertad de Clemenceau. Pero nos explican al mismo tiempo las bases de fragilidad... La libertad es frágil porque exige la presencia de un depósito central de fuerzas psicológicas y el hábito de utilizarlas para regularse. Entonces este depósito sufre fácilmente oscilaciones, descensos más o menos bruscos de su nivel. A cada descenso de este nivel la conducta de la libertad se torna difícil, imperfecta o imposible. ¿Cuáles son las causas de estos descensos?... Todas las causas deprimentes que disminuyen o minan el bienestar, disminuyen o suprimen la seguridad: guerras, revoluciones, crisis económicas prolongadas, guerras sociales, luchas sociales continuadas... Estos azotes sociales provocan la caída de la tensión psicológica en gran número de individuos. Las masas populares se tornan sugestionables en exceso. Entonces, llegan a ser víctimas fáciles para los demagogos. Que entre ellos se halle uno particularmente hábil, enérgico, sin escrúpulos, conociendo bien su cometido, y he aquí el dictador que triunfa.»

INDICE